U0324838

齐鲁薛氏流派心系病诊治实践

编著 张 娟

上海交通大学出版社
SHANGHAI JIAO TONG UNIVERSITY PRESS

内容提要

　　本书介绍了心系病中医基础、薛氏流派心系病理论与应用，包括流派发展、学术思想，以及脐灸与膏方疗法；详细论述了心律失常、高血压等临床常见心系病，包括病因病机、诊断、治疗等内容；以临床中五个特色病案为切入点，阐述了齐鲁薛氏流派在实际临床诊治时的方法与经验。本书可供各级医院心血管科临床医师、进修医师、实习医师及相关专业人员阅读使用。

图书在版编目（CIP）数据

　　齐鲁薛氏流派心系病诊治实践 / 张娟编著. --上海 ：
上海交通大学出版社，2023.12
　　ISBN 978-7-313-29595-8

　　Ⅰ．①齐… Ⅱ．①张… Ⅲ．①心病（中医）－中医临床
－经验－中国－现代 Ⅳ．①R265.2

　　中国国家版本馆CIP数据核字（2023）第196031号

齐鲁薛氏流派心系病诊治实践
QILU XUESHI LIUPAI XINXIBING ZHENZHI SHIJIAN

编　　著：张　娟
出版发行：上海交通大学出版社　　　　　　　地　　址：上海市番禺路951号
邮政编码：200030　　　　　　　　　　　　　电　　话：021-64071208
印　　制：广东虎彩云印刷有限公司
开　　本：710mm×1000mm 1/16　　　　　　经　　销：全国新华书店
字　　数：233千字　　　　　　　　　　　　印　　张：13.25
版　　次：2023年12月第1版　　　　　　　　插　　页：2
书　　号：ISBN 978-7-313-29595-8　　　　　印　　次：2023年12月第1次印刷
定　　价：198.00元

作者简介

◎张　娟

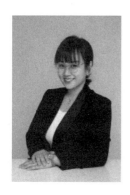

　　张娟，毕业于山东中医药大学，就职于山东中医药大学附属医院心血管病科。师从薛一涛教授，负责"薛氏'驱邪温阳'脐灸结合膏滋方疗法治疗心系疾病特色技术"课题。兼任中华中医药学会青年委员、山东中医药学会介入心脏病学专业委员。从事冠状动脉介入、心律失常电生理介入、先天性心脏病封堵诊疗工作，擅长心律失常、高血压、冠状动脉粥样硬化性心脏病、心力衰竭等心血管疾病的诊治。主持、参与国家和省级课题多项，发表论文多篇，参编著作多部，获批专利1项。

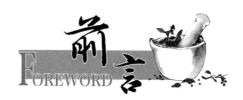

心系病是指一系列涉及循环系统的疾病。它不仅会导致心血管发生病变,还会造成脑、肾等其他脏器的损害,降低了人类的生存和生活质量。随着社会的发展、人类生活习惯及方式的改变,心系病已经成为危及人类健康的常见病、多发病。近年来,虽然民众的生活水平和医疗条件得到了显著改善,但心系病的发病率仍然居高不下,引起了医学界的广泛关注。

中医学历史悠久、源远流长,在长期临床实践中,积累了大量的心血管疾病治疗经验,不仅包括传统方剂治疗,还包括许多特色疗法。齐鲁薛氏流派将脐灸疗法与膏方疗法相结合,形成了心系病特色治疗技术。脐又称为神阙,与人体十二经脉相连,是心肾交通的门户。在此处艾灸,可温补心肾阳气。膏方历史悠久,是中医八种制剂之一,可结合病机,辨证施治。齐鲁薛氏流派利用脐灸温补心肾阳气,配合膏方及穴位贴敷驱邪外出,在治疗心系病方面取得了良好的疗效。因此,本人特编写《齐鲁薛氏流派心系病诊治实践》一书,旨在分享临床经验,推广齐鲁薛氏流派心系病特色治疗技术。

本书首先对心系病中医基础进行了介绍;其次讲解了薛氏流派心系病诊治的理论与应用,包括流派发展、学术思想,以及脐灸与膏方疗法;再次对心律失常、高血压、冠状动脉粥样硬化性心脏病、心肌病、心力衰竭进行了详细论述,包括病因病机、诊断、治疗等内容;最后以在临床治疗时遇到的五个特色病案为切入点,介绍了齐鲁薛氏流派在实际临床诊治时的方法与经验。本书内容翔实、逻辑清晰、特点鲜明,将理论基础与临床实践相结合,可供各级医院心血管科临床医师、进修医师、实习医师及相关专业人员阅读使用。

随着医疗技术的进步,临床对心系病的认识在不断更新,临床诊治方法与经验也在不断增加,因此书中难免存在不足之处,恳请广大读者不吝赐教,提出宝贵意见。

本书出版得到了以下基金项目的支持,在此表示感谢。①齐鲁医派中医学术流派传承项目(鲁卫函〔2022〕93号):薛氏"驱邪温阳"脐灸结合膏滋方疗法治疗心系疾病特色技术,2022-04—2025-03。②山东省自然科学基金联合基金重点支持项目(ZR2021LZY038):基于"心肺肾-血气水"代谢轴探讨复心合剂调控NRF2/Hmox-1抑制急性心梗后心衰心肌细胞铁死亡的临床及实验研究。③山东省老年医学学会2021年科技攻关项目(LKJGG2021W106):益气活血利水中药抑制心肌细胞铁死亡改善线粒体功能的机制研究。④山东省中医药特色疗法(3700020699):薛氏脐灸疗法治疗心系疾病特色技术。⑤山东省中医药科技发展计划(2021M180):基于"心肺肾同治"理论探讨复心合剂调控NRF2/Hmox-1抑制急性心梗后心衰心肌细胞铁死亡的临床及实验研究,2021-11—2023-10。⑥齐鲁中医药文化研究(鲁卫〔2023〕173号):齐鲁"薛氏"医派文化现状与推广对策研究,2023-4—2023-9。⑦中医药适宜技术推广项目(鲁卫〔2023〕190号):"驱邪温阳"法治疗慢性心力衰竭,2022-11—2024-11。⑧齐鲁中医药文化研究项目(鲁卫〔2023〕178号):齐鲁"薛氏"医派文化现状与推广对策研究,2023-4—2023-9。

张娟

山东中医药大学附属医院

2023年7月

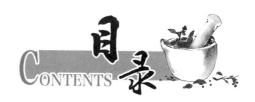

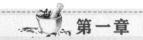 第一章

心系病中医基础

第一节 中医对心的认识

一、心的解剖形态

(一)心的解剖位置

关于心的解剖部位,在《黄帝内经》《黄帝八十一难经》《医贯》等中医文献中已有较为明确的记载,心是隐藏在脊柱之前、胸腔之左侧、横膈之上、两肺之间的重要脏器。

《灵枢·胀论》第三十五说:"腹中者,心主之宫城也",这说明心位于胸部中间或位于心包内。《素问·平人气象论》第十八说:"胃之大络,名曰虚里,贯膈络肺,出于左乳下,其动应衣,脉宗气也。"这说明左乳下方胸壁处搏动是脉宗气的表现,换句话说,即脉搏动的起源点,也就是心尖冲动的部位。《黄帝八十一难经·三十二难》指出"心肺独在上"。《针灸大成·脏腑图说》指出"心……居肺下隔上"。《类经图翼》指出"心居肺管之下,隔膜之上"。从以上引述的中医古典著作中可以看出古人关于心位置、心尖冲动部位已有较细致的观察和较正确的认识。

(二)心的形态结构

心脏的外形呈尖圆形,色红,形如未开倒垂的莲花;内有孔窍,外有心包络围护。《素问·五运行大论》说:"其色为赤。"《黄帝八十一难经·四十二难》说:"心重十二两,中有七孔三毛,盛精汁三合。"《针灸大成·五脏六腑》说:"心重十二两,中有七孔三毛,形如未敷莲花。"《类经图翼·经络》更具体地说:"心象尖圆,形如莲蕊……心外有赤黄裹脂,是为心包络。"《东医宝鉴》对心图的注释中说:"心形如未敷莲花,中有九空以导引天真之气,神之宇也。"这些记载表明,中医对心形态的描述是经过实体解剖和观察的。

二、心系的生理功能

(一)心主血脉

心主血脉是指心气推动血液在脉中运行,流注全身,发挥营养和滋润作用。心脉直接相连,互相沟通,血液在心和脉中不停地流动,周而复始,循环往复,如环无端。心、脉、血三者共同组成一个循环于全身的系统,在这个系统中,心起着主导作用。因为只有心气能够推动血的运行,使血液流行,脉管搏动,全身的五脏六腑、形体官窍才能得到血液的濡养,以维持生命活动。若心气衰竭,则血行停止,心与脉的搏动亦消失,生命也随之终结。因此,心在心、血、脉三者中居于主导地位。

血液在脉中正常运行必须具备3个条件:首先,脉管必须通畅;其次,血液必须充盈;第三,心气必须充沛。有了这3个条件,血液就能在全身正常运行,3个条件中缺少任何1个,都可能产生病变。

脉正常生理功能的发挥必须依靠心脏来完成,首先心对脉的生成发挥有主要作用,低等动物心脏只是脉管的膨大部分,人之心脏连脉,组成的心系,心是脉的中心总司,脉的功能活动都有赖于心的健全。心系包括心、心包络、血脉和经络,心外包膜上的脉络即心包络。而血脉即血液运行的通道。《黄帝内经》把络亦称为"脉",血络是血脉的细小分支如网络布散,具有沟通表里、渗灌营卫气血及津血互化,并濡养脏腑筋骨肌肉的作用。经脉、经络的概念由脉发展而来,指经络系统中的十二正经和奇经八脉。心为五脏六腑之大主,通过心包络、经络和血脉与其他脏腑相联系。

心的气血是心进行生理活动的物质基础,主要来源于脾胃化生的水谷精微。气,无形而动,主要对心的主血脉与藏神功能起推动作用。心气推动血液的运行,也是心神活动的动力。若心气旺盛,则能有力地推动气血,精神亦旺盛;心气不足则血行无力,甚至出现血瘀,同时精神亦萎软、易于疲劳。血,内含营气与津液,主要有滋养心神的作用。心血充足,则心神得到充分滋养,精神安详而思维敏锐;若心血不足,心神失养则神虚弱,日间思想难以集中,健忘、疲惫、思维能力低下,夜间则难以入眠,即使入睡亦梦扰纷纭。总之,气血充足,则心的各种功能皆旺盛有力;反之,气血不足,则心的各种功能都会变得虚弱无力。心的阴阳根于肾,对心的代谢和生理活动起调节作用。这种调节是通过心阴与心阳的平衡、偏盛或偏衰来体现的。其中心阳具有促进心的活动、升散、兴奋和温煦作用;心阴则具有促进心的宁静、内守、抑制与制约阳热的功能。心阴与心阳相反,故相互制约,以达到心脏阴阳的相对平衡。此时,血行正常,面色与舌色淡红而润泽,脉缓有力,精神旺盛而安静,睡眠亦佳。若心阳偏盛或心阴不足,皆可致心阳偏胜,而见面色与舌色偏红、脉洪、精神兴奋、烦躁易怒和夜眠不安等症。其中心阳偏盛者为有余之证,故其脉数而有力;心阴不足为虚证,尽管也见舌红与精神兴奋,但其脉多见细数,且阴内守无力,常出盗汗。若心阳不足或心阴偏盛,皆可出现阴胜的变化,而见面色与舌色偏淡,脉迟,精神萎靡,倦怠思睡等心神抑制与血行迟缓的征象,由于温煦无力,还可见肢冷畏寒之象。总之,心进行生理活动的动力与营养来自心之气血,故气血以充盛为好,而对生理活动的调节则依靠心之阴阳,故阴阳以平衡为佳。

心主血脉的功能是否正常,可以从面色、舌色、脉象、胸部的感觉 4 个方面进行观察:心主血脉功能正常时,面色红润,舌色淡红,滋润而有光泽,脉缓和而有力,胸部舒畅。若心火旺,则面赤舌红,尤其舌尖深红起刺,且破碎疼痛,脉数,心胸中烦热,不易入睡。若心血虚,则面色与舌色皆淡白无华,脉细无力,常觉心悸、心慌。若心脉为瘀血所阻,则面色与舌色均较暗,可出现紫暗瘀斑,脉象涩而不流利,有时可见结代脉。胸前常闷痛,轻者少顷即止,重者可痛得面青唇舌俱紫,大汗如珠,甚至可导致死亡。

(二)心主神志

人体的心理活动主要由心主宰。首先,心是人进行精神意识思维活动的主要内脏,在思维活动中有重要作用。但是,人的精神意识思维活动是由五脏共同完成的,如《素问·宣明五气》所说:"心藏神,肺藏魄,肝藏魂,脾藏意,肾藏志。"在五脏的精神活动中,心是主宰者,所以《灵枢·邪客》:"心者,五脏六腑之大主也,精神之所舍也。"除思维活动外,心还是人体情志的发生之处和主宰者。如张介宾在《类经》中所说:"心为五脏六腑之大主,而总统魂魄,兼该志意。故忧动于心则肺应,思动于心则脾应,怒动于心则肝应,恐动于心则肾应,此所以五志惟心所使也",又说:"情志之伤,虽五脏各有所属,然求其所由,则无不从心而发。"可见心既主宰精神、意识、思维活动,又是七情发生之处,所以说心主宰了人的心理活动。

无论生理活动还是心理活动,都是由五脏六腑尤其是五脏共同完成的,都是人体的生命活动。在这些生命活动中,心起着主宰作用。心的这种主宰作用,皆心神之所为,故曰"神明出焉"。

心主心脉和心主神志,并且这两种功能互相影响。因此,重视调养神志可以善养血脉,对心系病的预防有一定意义。

首先，心主血脉的功能受心神的主宰，例如人准备跑步，但是还没有真正开始跑步时，血流速度和心率已明显加快，这种变化显然不是运动的结果，而是心神支配心主血脉功能表现。同时，心神又必须得到心血的濡养才能正常地工作，如果心血不足，心神失养，则会出现日间精神恍惚，思想难以集中，记忆力减退；夜间难以入睡，即使入睡亦梦扰不安等心神不宁与虚弱的表现。明代以前的医家皆笃信胸中所藏之心具有主血脉和藏神两种功能，但是自明代开始，这种认识就发生了动摇。首先对这一理论提出异议的当推明代医家李梴。他在《医学入门·心》中说："心者，一身之主，君主之官。有血肉之心，形如未开莲花，居肺下肝上也；有神明之心，神者，气血所化，生之本也，万物由之盛长，不著色象，谓有何有，谓无复存，主宰万事万物，虚灵不昧者是也。然形神亦恒相同。"他明确指出了人心有二：一是藏于胸中，推动血行的"血肉之心"；二是无具体形态可言的主宰人体生命活动的"神明之心"。其实无疑否定了胸中的心主宰生命活动的功能，认为这个心只有推动气血的作用，故名之曰"血肉之心"。至于"神明之心"究竟为何物？居于何处？他都没有作出回答。而与他年代相近的李时珍却在《本草纲目·辛夷》中提出了"脑为元神之府"的看法。至清代，认为神藏于脑者，更不乏其人，如清代著名医家汪昂、王清任等皆持此说。从现代解剖学和生理学的角度看，"血肉之心"似指胸中的心脏；而"神明之心"的功能则与脑的功能相近。

近代以来，有医者认为心所主的神明，是指人体生命活动的外在表现和人的精神思维活动2个方面。有医者认为，从五行学说来看，心神有2个，与其他四脏神的地位平等，称之"心一"，另有一个协调控制诸脏的中枢，称之"心二"。而"心主神明"的功能发挥是通过"心二"对五脏系统的调控作用来实现。有人认为心主神志的物质基础是血，若心病无力行血，则脑失血养，功能障碍，出现不同程度的神志病症，如眩晕、乏力、健忘、失眠，甚至昏迷，因此，提出心主血脉的功能是维持大脑功能正常发挥的先决条件。若脑缺血、缺氧，即可发生精神紊乱，甚至丧失意识，由此可佐证神明由心所主。还有人认为"心主神志"与"脑为元神之府"两者从本质上讲是统一的，"心主神志"是指神志活动依存的本原，而"脑为元神之府"则是神志活动的功能体现。由于心的精气上入于脑，出神明而使脑主宰人体生命活动，并产生思维意识及其支配的相应行为，所以心所藏之神可以支配脑之元神。因此说"心主神志"与"脑为元神之府"二者并不矛盾，脑神受到心神的支配，一方面，心主血脉的功能为脑神提供了正常所需物质基础；另一方面，脑神在心神的支配下产生和完成感觉、意识、思维等神明活动。《黄帝内经》中相关论述很多，如"心者，五脏六腑之大主，精神之所舍也""心动则五脏六腑皆摇""所以任物者谓之心,心有所忆谓之意,意之所存谓之志,因志而存变谓之思,因思而远慕谓之虑,因虑而处物谓之智";而脑神反过来又可影响心神,如《灵枢·海论》云:"髓海有余,则轻劲多力,自过其度;髓海不足,则脑转耳鸣,胫酸眩冒,目无所视,懈怠安卧。"可见心神与脑神在实质上是统一的。

三、心系的生理特性

(一)心主通明

心主通明是指心脉以通畅为本,心神以清明为要。心脉通畅,既需心阳的温煦和推动作用,也需心阴的凉润和宁静作用。阴阳的作用协调,心脏搏动有力、节律一致、速率适中,脉管舒缓有度,心血才能循脉运行通畅。心神清明,同样需要心阳的鼓动和兴奋作用,以及心阴的宁静和抑制作用。心阳能推动和鼓舞人的精神活动,使人精神振奋、神采奕奕、思维敏捷;心阴的宁静作用,能制约和防止精神躁动。阴阳的作用协调,则精神内守,既无亢奋,也无抑郁。

(二)心为阳脏

心为阳中之太阳,心的阳气推动血液循环,使之环流无端、生机不息,以维持人的生命活动。在生理上,心之阳气旺盛,则能温运血脉,振奋精神,温煦四肢百骸,助脾阳腐熟运化,助肾阳蒸腾气化,调节全身水液、汗液代谢。在病理上,心之阳气衰弱,则可导致血脉凝涩、神识委顿、水谷运化障碍及水液代谢等诸多失常。所以古代医家陈修园把心比喻为人身之"日"。

(三)心恶热而心火宜降

心恶热主要指心气通于夏,火热之气易于伤心而扰乱心神,故心恶之。心火宜降是根据阴阳水火升降理论,心火在天属阳,而在上者其气应下降,降则为顺。

(四)心欲软而苦缓

欲与苦是指脏性之"所好"与"所恶"。心欲软主要是指心神、心态以淡泊宁静、和调安稳、收敛闲达为宜。若心神浮躁,神气不敛,则有违脏性。缓指涣散逸脱。苦缓是指心神、心气不能过于涣散懈怠。若心气涣散,则神无所附,表现出懈怠、散漫、注意力及思维不能集中等心神不藏之象。

(五)心包以清明为要

外感邪毒或浊邪内生,均可使心包发病,出现以神志失常为主的病理表现。

（六）小肠主受盛和传化水谷

小肠内应有水谷食物，但必须不断传导变化，以保持虚实更替永不塞满的状态。病理上多见实证，治疗上多用泻法。

四、心与形、窍、志、液、时的关系

（一）在体合脉，其华在面

体，即五体；脉，即血脉。心在体合脉指全身的血脉都属于心，心的搏动推动血液在脉中循行；心其华在面是指心的气血盛衰可从面部的色泽变化反映出来，这主要是因为头面部的血脉极其丰富，全身的血气皆上注于面。心气血旺盛，则血脉充盈，面部红润光泽；若心（阳）气不足，则见面色白；心血亏虚，则见面色无华；心脉痹阻，则见面色青紫；心火亢盛，则见面色红赤；心阳暴脱，则见面色苍白等。

（二）在窍为舌

心的功能活动可从舌的变化中反映出来。舌具有主味觉和司语言的功能，心开窍于舌的理论依据主要有4个方面。其一，心与舌体通过经脉相连，《灵枢·经脉》曰："手少阴之别，循经入于心中，系舌本。"其二，舌体血管丰富，心主血脉，故舌色能反映出心主血脉的功能状态。其三，舌主味觉，心主血脉，心的气血通过经脉上荣于舌，有助于舌发挥鉴别五味的功能。《灵枢·脉度》曰："心气通于舌，心和则舌能知五味矣。"其四，舌与言语、声音有关，舌体的运动及语言的表达功能依赖于心神的统领。《灵枢·五阅五使》曰："舌者，心之官也。"由此可见，观察舌的变化可以测知心主血脉及心藏神的功能。心主血脉和藏神功能正常，则舌体红活荣润、柔软灵活，味觉灵敏，语言流利。若心血不足，则舌淡瘦薄；心火上炎，则舌红生疮；心血瘀阻，则舌质紫暗或有瘀斑；心神失常，则见舌强、语謇，甚或失语等。

（三）在志为喜

喜属于人体对外界刺激所产生的高兴、快乐的情绪心理反应，心的生理功能与喜有关，喜乐愉悦有益于心主血脉功能的发挥，但喜乐过度可使心神受伤、心气涣散。《灵枢·本神》曰："喜乐者，神惮散而不藏。"心藏神功能异常，如心气不足、神失所养，可见悲忧欲哭；若痰火内扰、心神失常，则可见喜笑不休。

（四）在液为汗

汗是五液之一，是津液经阳气蒸化后，由腠理排于体表的液体。心主血脉，心血充盈,津血同源,血中之津渗出脉外则为津液,津液充足,化汗有源。若汗出过多,津液丢失,则会耗伤心血,出现心悸、胸闷等症,故中医理论中又有"津血同源""血汗同源"之说。此外,心藏神,当情绪紧张、激动或受惊吓时,心神被扰,可见大量汗出,《素问·经脉别论》曰:"惊而夺精,汗出于心。""汗为心液"涵盖了心、血、津、汗之间的复杂生理关系,这些关系亦可反映在病理上,如心气虚,可见气短、自汗;心阴虚,可见潮热、盗汗、汗出过多,也可耗散心气或心血,而见体倦短气、心悸怔忡等病症。

(五)通于夏气

心属火,阳气最盛,因同气相求,故夏季与心相应。一般而言,心阳虚衰者,其病情往往在夏季得到缓解;而阴虚阳盛者,其病情在夏季往往会加重。

五、心与其他脏腑之间的关系

(一)心与肺的关系

心肺同居上焦。心主血,肺主气;心主行血,肺主呼吸。心与肺之间的关系主要是血液运行与呼吸吐纳之间的协作关系。

心肺相互协调,保证气血的正常运行。气为血之帅,气行则血行;血为气之母,血至气亦至。血液的正常运行,有赖于心气的推动,也有赖于肺气的辅助,肺朝百脉,助心行血,是血液正常运行的必要条件。由于宗气具有贯心脉而司呼吸的生理功能,宗气是联结心之搏动和肺之呼吸两者之间的中心环节,加强了血液循环和呼吸之间的协调平衡。因此,在病理上,肺的宣肃功能失调,可影响心主行血的功能,而致血液运行失常。

(二)心与脾的关系

心与脾的关系,主要表现在血液的生成、运行方面的相互协同。

1.血液的生成方面

心主血脉而又生血,心主一身之血,供养与脾;脾主生血又统血,脾主运化为气血生化之源。心血赖于脾气转输的水谷精微以化生,而脾的运化功能又有赖于心血的不断滋养和心阳的推动,并在心神的统率下维持其正常的生理活动。脾气健运,化源充足,则心血充盈;若脾失健运,则可导致血虚心失所养。心血旺盛,脾得濡养,则脾气健运。

2.血液运行方面

血液的运行,依赖于心主行血与脾主统血的协调,血液在脉内循行,既依赖于心气的推动,又靠脾气的统摄,才使血行于脉内而不溢于脉外。心脾气虚均可导致血行失常、气虚血瘀或气虚统摄无权,血溢脉外。

(三)心与肝的关系

心主血,肝藏血;心主神志,肝主疏泄,调节精神情志。所以,心与肝的关系,主要表现为二者在血液运行和精神情志活动方面的相互依存、相互协调的关系。

1.血液运行方面

心主行血,肝藏血,两者相互配合,共同维持血液的运行。所以说"肝藏血,心行之"。心血充足、心气旺盛,则血行正常,肝有所藏;肝藏血充足、疏泄有度,以利于心行血功能的正常。

2.神志方面

心主神志,心主宰精神、意识、思维及情志活动。肝主疏泄,调畅气机,维护精神情志的舒畅。人的精神、意识和思维活动,虽然主要由心主宰,但与肝的疏泄功能亦密切相关。两脏共同维持正常的精神情志活动。病理上,心神不安与肝气郁结、心火亢盛与肝火亢逆,均可并存或互相引动。

(四)心与肾的关系

心与肾的联系,主要体现在以下 4 个方面。

1.心肾相交

心位居于上焦而属阳,五行属火,其性主动;肾位居于下焦而属阴,五行属水,其性主静。心火必须下降于肾,与肾阳共同温煦肾阴,使肾水不寒。肾水必须上济于心,与心阴共同涵养心阳,使心火不亢。肾无心之火则水寒,心无肾之水则火炽。心肾之间水火升降互济,共同维持两脏功能的平衡协调。

2.精血互生

心主血,肾藏精,精和血都是维持人体生命活动的必要物质。精血之间相互转化,相互滋生,血可以化而为精,精亦可化而为血。

3.精神互用

心藏神,肾藏精,神全可以益精,精能化气生神。精为神气之本;神能驭精役气,为精气之主。人的神志活动,不仅为心所主,而且与肾也密切相关。《推求师意》曰:"心以神为主,阳为用;肾以志为主,阴为用。阳则气也,火也;阴则精也,水也。及乎水火既济,全在阴精上承以安其神;阳气上藏以定其志。"

4.君相安位

心为君火,肾为相火。君火以明,君火在上,如日照当空,为一身之主宰。相火以位,相火在下,系阳气之根,为神明之基础。命火秘藏,则心阳充足,心阳充盛,则相火亦旺。君火相火,各安其位,则心肾上下交济。所以心与肾的关系也表现为心阳与肾阳之间的关系。

(五)心与脑的关系

头居人身之高巅,外为颅骨,内涵脑髓,为人神之所居、清窍之所在。脑又名髓海,深藏于头部,居颅腔之中,其外为头面,内为脑髓,是精髓和神明汇集发出之处,又称为元神之府。脑的主要生理功能有主宰生命活动,主司精神活动和感觉运动。

"脑为元神之府",是生命的枢机,主宰人体的生命活动。元神来自先天,由先天之精化生;先天元气充养,故称为先天之神。人在出生之前,随形具而生之神,即为元神。元神藏于脑中,为生命之主宰。无神存则生命在,元神败则生命逝。得神则生,失神则死。

人的精神活动,包括思维、意识和情志活动等,都是客观外界事物反映于脑的结果。思维意识是精神活动的高级形式,是"任物"的结果。心是思维的主要器官。脑为髓海,也主人的思维意识和记忆。人的思维意识,是在元神的调控下,于后天获得的思维识见活动,属识神的范畴。识神是思维认知之神,属后天之神。

中医认为,精神活动虽由脑与心主司,但尚有"五神脏"之说,即精神活动分由五脏主司。如《素问·宣明五气》说:"心藏神,肺藏魄,肝藏魂,脾藏意,肾藏志。"即精神思维由心主司、知觉主要由肝主司、运动主要由肺主司、意念智慧的产生主要由脾主司、意志坚定和记忆主要由肾主司。神虽分藏于五脏,但总由脑所主的元神和心所主的识神来调节和控制。

(六)心与心包的关系

心包具有保卫心脏的作用,并能反映心脏某些过亢的病态表现。如"喜乐"的情绪虽然发自心中,但却是通过心包反映出来的,即所谓"代心行令"。喜乐过度,则伤心。心包对心脏的保护作用主要体现在"代心行令"和"代心受邪"两个方面。心包"代心行令"是指心神不宁的病态,通过心包反映于外。心包是心脏的外膜,当邪气侵犯心脏时,常常先侵犯心包络,从而避免或减轻心脏受到损伤,因此说心包能"代心受邪"。实际上,心包受邪所出现的病证即是心的病证。另外,心包具有通行气血、营养心脏的功能。手厥阴心包经"出属心包络",手少阳三焦经"散络心包",手厥阴之别络循经上系于心,包络心系,并有孙络遍布心包,这样运行于经脉中的气血,可以通过别络、孙络灌注弥散,从而起到濡养心脏的作用。

(七)心与小肠的关系

心的经脉属心而络小肠,小肠的经脉属小肠而络心,二者通过经脉的相互络属构成表里关系。小肠主受盛与化物,可以接受胃所传递的经胃初步消化的食物,而食物在小肠内停留较长的时间以利于进一步消化。故《素问·灵兰秘典论》说:"小肠者,受盛之官,化物出焉。"凡胃所受纳之饮食物,皆受盛于小肠,故称"受盛之官"。"化物"即消化饮食物,精微由此而出,糟粕由此下降于大肠。另外,小肠主泌别清浊,将其消化后的饮食物,分为水谷精微和食物残渣两部分,同时吸收大量的水液,故又有"小肠主液"之谓。小肠的泌别清浊功能,主要体现在3个方面:其精微物质由脾转输至全身;食物残渣通过阑门下注于大肠;代谢后之水液渗入膀胱形成尿液。在生理情况下,心火敷布小肠,小肠受盛化物、泌别清浊的功能得以正常进行。在病理情况下,心与小肠的内在联系更为明显,主要体现在2个方面:一是心移热于小肠,另一是小肠实热上熏于心。

第二节 病因病机

一、病因

引起心系病变的原因很多,有外邪侵袭,也有情志、饮食、劳逸等因素;既有本脏自病,又有他脏累及。

(一)外邪侵袭

风寒风热之邪多由口鼻或皮毛侵袭人体,首先引起肺卫功能失常,若失治、误治,病邪不去,表证不解,则外邪由肺卫内传入里,侵犯心脏,损伤心气,扰乱心神,甚则影响心主血脉功能。少数患者,由于素体正气不足,抵抗力低下,感受风寒或风热之邪,机体不能卫外抗邪,使外邪直中入里,侵犯心脏,直接导致心脏功能失常。

外邪侵袭人体,除由表入里侵犯心脏外,亦可从血脉直接内侵心营。风寒湿邪或风湿热邪多由肌表侵袭人体,留着于肌肉、筋骨、关节等部位,导致痹证。若日久不愈,正气亏虚,则病邪循血脉客于心脏,损伤心阳,耗伤心气,心阳为湿邪阻遏,心神为病邪所扰或心神失养,从而引起心脏病证。若患者素体亏虚,心阳不振,常在痹证早期,风寒湿热之邪即可循血脉内客于心,引起心脏的病证。一旦痹证累及于心,由于湿邪黏滞难除,使病情更加复杂而缠绵难愈,复加久病正气亏虚,抗邪力弱,常反复感受外邪,使病情逐步加重,最终可致心之阳气耗竭,心不主血,甚则导致全身血液瘀滞,脏腑功能衰竭之危重证候。此外,疮疥痈肿生于身体局部,若失治、误治,日久不愈或热毒炽盛,也常由血脉内侵心营,热扰心神,导致心神不宁,甚则引起神志障碍。

心包为病,以感受外邪者多,外邪尤以温邪为主,温邪包括风热、暑热、湿热、燥热等,还有传统称为伏寒化温的温热病邪,而疠气、温毒也属温邪范畴。这些病邪均具有从外感受、性质属热、致病迅速的特点,由于心包属火脏,为阳中之阳,同气相求,则易于感受外感温热之毒气。

温热之邪侵犯人体,每因病邪种类不同而有不同的感染途径。"凡人口鼻之气通乎天气",故外感致病之温邪易通过人的口鼻呼吸而侵入机体。由于鼻气通于肺,所以从呼吸经口鼻而侵入人体的病邪,其病位多在手太阴肺经,如若肺卫之邪不解,则可传里内陷,逆犯心包,引起机窍闭阻之变。

起居不慎,坐卧当风感受四时不正之邪,自体表经络,上犯巅顶,阻塞经隧可引起脑病。如外感风寒,营卫不调,卫外之力下降;或风热上犯,湿邪蒙蔽清阳,均可为病。外感邪气日久,可致血寒、血热等血液状态的改变,在影响血液自身运行的同时,影响及脉,而见心悸、怔忡或心胸憋闷、疼痛等血行不畅的病理表现。

(二)情志内伤

正常情况下,心神对情志的好恶、七情的怫郁与过激等都会作出相应的反应。情志过激会导致心神血脉失常而出现的病理改变。若素日情志不遂,则可影响心气、心血的正常运行,多数表现为气机阻滞,日久则心血瘀阻。对素有胸痹、心痹者,如情志过激,常可诱发病情急发或加重,甚则导致死亡。情志不舒,气机不畅,气郁化火伤阴;灼津为痰,痰火扰心。心气郁结,忧思不解,损伤心脾,影响气血化生,导致气血亏虚,心失荣养。

此外,情志失常导致心病又可影响其他脏腑,在临床上常表现为2个或2个以上脏腑功能失常的病变。《类经·疾病类》:"忧动于心则肺应,思动于心则脾应,怒动于心则肝应,恐动于心则肾应"。由此可见,每种情志的变化都发于心,应于五脏,损伤不同的脏腑功能。

(三)饮食失调

1.饥饱失常

过饥则气血生化之物质源泉不足,导致气血亏虚,脏腑失养,心之气血亏虚,心神失养。过饱指摄入过多,长期食入过多,超出了脾胃运化水谷、水湿的正常功能,使形体肥胖,痰浊内生,气机不畅,日久由气及血,痰凝、气滞、瘀血三者互结于心脉,可致心胸气机不畅,心脉瘀阻,引起胸痹、心痛、心悸、怔忡等病证。

2.嗜食肥甘厚味

肥甘厚味,其性滋腻,过食则聚湿生痰,阻遏气机,进而痰气交阻,严重时痰、气、瘀互结于心,使心脉不通,胸阳痹阻,可引起胸痹、真心痛等病。此外,过食肥甘厚味,形体丰盛,痰浊内生,易化燥热,耗伤津液,致血液黏稠,血行不畅,脉管失养,又可致心脉瘀阻证。

3.饮酒过度

饮酒过多,可致湿热内生,蕴久炼液为痰,痰火扰神;或热邪伤阴,心阴不足,虚火内扰心神。若患胸痹,脉律失常,大量饮酒,可诱发或加重病情。若素体阴血亏虚,饮酒可进一步伤阴耗血。

4.五味偏盛

心阴不足者,过食辛燥之食物,可进一步耗伤心阴。

5.饮食积滞

若饮食积滞于胃,胃降浊功能失常,进而阻碍小肠的气机;若饮食积滞于小肠,则直接滞遏小肠气机,影响其受盛化物和泌别清浊功能。日久则清浊不分,可出现脘腹胀满、泄泻、便秘、呕吐等病证。

(四)劳逸失常

1.劳逸失节

形体过于操劳,活动过多或休息不足可内伤脏腑,耗损气血津液。《素问·举痛论》:"劳则气耗",劳累过度最易伤气,气随津液外泄,日久心气耗伤。精神过劳则指用心过度、思虑过甚、心神过劳,使阴血暗耗,心神失养。长期的超越生理能力的活动(运动、脑力、体力劳动)皆会导致气血不足,化源不充,不能滋养充达,气虚精亏,无力生髓充脑,以致髓海空虚,变生诸疾。

2.房事劳伤

房事过劳,一则耗伤肾精,阴精亏虚,虚火内生,肾水不能上济心火而出现心肾不交之证;二则可致心血亏虚,心神失养。

3.贪逸少动

若贪逸少动,肌肉筋骨失用,则可使气血运行减弱而瘀滞不畅;或长期不活动,正气日益衰减,气血生化乏源,持续日久易形成气血亏虚之病证。如贪逸少动,复又多食,则影响脾运,机体营养过剩,形体肥胖,轻则湿浊内生、气机受阻,重则痰浊、气滞、血瘀共同为患,痰瘀互结,痹阻胸阳,阻滞心脉或影响心主神明的功能。

(五)先天异常

心脏先天异常包括心脏先天虚弱和心脏血脉先天畸形。先天性心脏病的常见因素多为内因和外因2类,内因主要与遗传有关,外因则主要与妊娠初期母体感受外邪有关。外邪常通过母体经血脉传入胎儿,病邪直中心脏,影响胎儿心脏、血脉的正常发育,从而导致心的组织结构和功能异常。此外,内伤久病及用药不当等,也可影响胎儿心脏的正常发育,从而引起先天性心脏畸形。

先天胎气怯弱,肾气亏虚,脑髓不足,可导致小儿囟门不合,头缝开解,重者可影响小儿体格和智力发育,出现解颅、五软、五迟等。此外,胎儿在母腹中有所大惊,胎气被扰,升降失调,阴阳失平,致使先天不足,脑神受损,生后一有所触,则气机逆乱,神机错乱,引发脑病。

(六)中毒

药物中毒是指药物因毒副作用,导致心脏功能失常的病变,严重者可引起死亡。药物中毒导致心病的常见症状有心悸、心烦、躁扰不宁、胸闷、憋气、昏迷、脉律失常等。

(七)他脏病及

心脏功能的正常进行,在一定程度上取决于五脏六腑之间的相互协调;反之,五脏六腑的病理演变,亦可互相影响,诚如《素问·玉机真脏论》所云"五脏有病,则各传其所胜"。

1.肺病及心

若肺脏受邪,肺气不利,则由气及血,影响心主血脉,导致心血运行不畅,血脉瘀阻;而血脉瘀滞又可影响肺的宣发肃降。若肺阴亏虚,津不化血,日久伤及心阴,形成肺心阴虚证。

2.脾病及心

若脾虚则气血生化不足或不能统摄血液,血溢脉外而导致血虚;血虚日久,则心神失养,形成心脾两虚证。若脾失健运,痰浊内生,日久阻遏气机,影响血

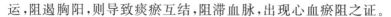

运,阻遏胸阳,则导致痰瘀互结,阻滞血脉,出现心血瘀阻之证。

3.肝病及心

若肝气不疏,气机不畅,可影响心胸阳气宣通。若情志恼怒、肝气郁结,甚则逆乱,累及于心,可导致血脉失常。若肝血亏虚,不能调血养心,可导致心神失养。

4.肾病及心

若肾阴不足,肾水不能上济于心,导致心火独亢,则出现心肾阴虚阳亢证。若肾阳虚衰,温煦气化失常,水液代谢发生障碍则水邪泛滥,上逆犯心。若肾精亏损,精不生血,阴血亏虚,导致血不养心,可出现心血虚证。

5.胃病及小肠

胃病则受纳和腐熟水谷功能失调,小肠接受未经消化的食物无力化浊和泌别清浊,会影响进一步消化和吸收,以致水谷清浊混杂,直下而泻,所泻之物完谷不化,伴有腹胀、腹痛、呕吐等症。

6.脾病及小肠

脾病则无力运化,精微不得升清传输,直接影响小肠分清泌浊的功能,出现泄泻、疲乏无力、体瘦等症。

7.大肠病及小肠

大肠病则传导失常,气机不畅,影响小肠的功能,出现腹痛、腹胀、泄泻、便溏或便秘。

(八)创伤

跌仆坠损等外部创伤既可因脑部直接受创而发病,也可因他脏损伤而病及于脑。轻者,仅见皮肉损伤而肿痛、眩晕等症状;重者,导致瘀血停留,阻滞经脉,可出现偏瘫或四肢失用等运动障碍,甚则影响心主神明的功能,出现昏迷、失语、痴呆等症状。

二、病机

(一)心气不足

心气的产生与肺、脾、肾三脏关系密切。肾为机体生命活动之根本,是脏腑功能活动的动力源泉,心的功能活动有赖于肾气的不断补充。宗气是资助心气的重要物质之源,依赖于肺、脾的共同作用而产生,其主要功能之一是贯心脉以行气血。因此,无论是感受外邪、饮食不当,还是先天不足、年老体弱,只要病及肺、脾、肾,均可导致心气亏虚,使心脏功能失常。此外,汗为心液,如果汗出过多,气随汗泄,导致心气不足,会出现心悸、气短、乏力、面色淡白、脉弱等。

(二)心血亏虚

心以血为养,以神为用。心血化生不足、消耗过度、严重失血等均可导致心血亏虚,心神失养,引起心神不宁及全身脏腑阴血亏虚的病证。心神不安见心悸、心烦、失眠、多梦、易惊、健忘等症,全身性虚弱表现多见面色无华或苍白、眩晕、疲倦无力、手足软弱、唇甲色淡、舌淡、脉细等症。此外,肝为藏血之脏,脾为气血生化之源,故心血亏耗常与肝血虚、脾气虚等同时并见。心血亏耗的常见转归有由血及气,导致气血两虚;或由心及肝导致心肝血虚。

(三)心阴不足

各种因素引起的机体津液亏损、阴精亏虚,均可导致心之阴血不足。心阴不足,水不济火,心阳独亢,或阴血亏虚日久,阳无所附,虚阳内扰,均可扰乱心神,神志不宁,见心悸、怔忡、烦躁、夜寐不安、失眠、多梦、舌红而干或有裂纹、脉象细数等症。心肺同居上焦,心肾水火相济。心火上炎时常伴肾阴不足,肾水不能上济心火,形成心肾阴虚阳亢之证;心阴不足多累及于肺,形成心肺阴虚之病变。

(四)心阳不振

阴寒之邪损伤阳气、痰浊瘀血阻遏阳气、久病伤气累及心阳,均可导致阴寒内生,心阳不振。心阳闭阻,不能温通心脉,心神失于温养,则见心悸、心区疼痛或胸痛彻背、神倦、表情淡漠、唇甲发绀、舌紫暗等;水饮凌心,阻遏心阳,可见心悸、气短、眩晕、心下逆满、胸中窒闷、小便不利、水肿等。

(五)心脉闭阻

血液运行于脉中,如环无端,周流不息,其运行有赖于五脏的协调作用,即心气的推动作用、肺朝百脉及宣降作用、肝气的疏泄作用、脾气的统摄作用、肾阳的温煦作用。如寒邪侵袭或阳虚生寒,血脉收引,血液凝滞;邪热内迫,汗出伤津,血液黏稠;心气虚衰,推动无力,血行缓慢;气机阻滞,则血液凝滞;痰阻脉络,气血运行受阻;血脉失养,管壁受损,血脉管壁滞涩;瘀血内阻,离经之血成为瘀滞之血。

(六)饮邪内伏

水饮停聚体内,饮邪上逆,扰乱心神,可引起心悸、心下坚满、胸中痞闷、背部恶寒等。严重时阻遏心阳,一则使心阳衰微,心火不能下温肾水,以致水寒不化,上凌于心,出现心悸、气急而喘、端坐呼吸、难以平躺等;一则使心阳不振,血运不畅,心血瘀阻,出现胸部闷痛、唇舌发绀、面色发青等症。

(七)神志不宁

神志不宁是指由于各种致病因素引起的心神不安或神不守舍的病理变化。如果阴阳气血偏衰,五脏六腑功能失常,导致神志不宁,表现为精神萎靡、反应迟钝、惊悸不安、语言低弱、夜卧不宁、心中惬惬若有所失等,这种状态称之为神衰。如果脏腑气血紊乱,导致神不守舍,症见意识不清、语无伦次、登高而歌、弃衣而行、哭笑无常,甚则打人骂人,妄行妄动等;或者如痴如呆、状若愚钝、言语错乱、幻听幻视、思维混乱等称之为神乱,多见于癫、狂、痫等病证。

(八)外邪直中、逆传心包

夏季暑热之邪,直中心包,可见神昏谵语、昏愦不语或舌转动不利等神志失常之症。邪在手太阴肺经之时,失治、误治或心气素亏,邪热内陷,逆传心包;痰蒙心窍,心神失灵,邪热内闭,阳气不得外达于四肢均可致心主神明受扰。除上述神志失常的症状之外,还可见身热而四肢厥冷,且热闭愈深,肢厥愈甚,所谓"厥深者热亦深"。

(九)小肠化物、泌别失常

小肠具有化物功能,即将经胃初步消化的食物,进一步消化,将水谷化为精微。小肠化物失常,不能进一步消化水谷、化生精微,则可见食入腹胀、完谷不化等症。小肠有泌别清浊的功能,如果泌别失常,则水谷精微和食物残渣不分,清浊混浊,直泻大肠,水谷中之水亦不得吸收,与谷混杂一并而下,出现便溏、腹泻、肠鸣等。

(十)髓海不足

脑为髓之海,若髓海不足,脑之功能失调,可出现一系列病理表现。髓海不足,脑失荣养,则清窍失濡、耳目失聪、筋骨失养、肢体痿软无力。

(十一)脑络瘀阻

多因头部外伤、脑生肿物或中风后瘀血阻滞脑络,以致脑的功能失常,出现头痛、头晕,以及感觉、运动障碍等,甚则神志异常。

(十二)浊邪上干

脑为元神之府,内藏髓海,乃清窍之处所,又为诸阳之会。《素问·五脏别论》曰:"脑、髓、骨、脉、胆、女子胞,此六者地气之所生也,皆藏于阴而象于地,故藏而不泻,名曰奇恒之府。"脑贮藏精气、髓海有余,是人体健康之体现,却不容浊邪上干。六淫、疫毒、痰湿、瘀浊等上犯,皆可蒙蔽清阳,邪害七窍,出现头重、疼痛等清窍蔽阻的症状。

(十三)脉病病机

心脏病变、气血的虚实、内伤痰饮瘀浊或外力损伤脉管,均可引起脉道不通或通而不畅,导致脉病。主要表现为局部疼痛、痛有定处、得寒温不减,甚则肤色发紫,形成肿块、坏死,或出现肢体发麻,久甚偏废。

第三节 心 系 病 证

一、心系病证的发病特点

季节变化、昼夜晨昏,以及体质、年龄性别的差异均会影响心系的生理功能和病理变化。

(一)时令特点

1.心病与季节

季节气候的变化常显著影响心脏的生理功能、病理变化。《素问·六节藏象论》说:"心者,生之本……为阳中之太阳,通于夏气"。

由于夏气与心气相通,因而夏病多在心。夏季气候炎热,若人体不能与之相顺应,则易引起心的变化,或诱发心病,或加重宿疾病情。夏季对心脏疾病的影响因素:①热耗伤心气和阴津。夏季炎热太过,人体汗出不止,动辄大汗淋漓,易使津液耗伤,气随津泄,心气亦损。此外,炎热之季,伤津耗气,还可导致心脏搏动加快,进一步耗伤心气。津液损伤还可致血液黏稠,血行不畅,甚则血液瘀阻。②夏季多雨,暑湿蒸腾,易出现气机不畅,进而诱发原有心疾,影响患者的心肺功能。

秋凉冬寒,如果外邪经肺卫侵袭心脏可引起心脏发病,还可引起宿疾发作及加重。如心痹在寒冷之季,阳络之血易于凝涩,且寒为阴邪,易伤阳气,失于温煦,心阳不振,则原有宿疾加重。

春季升发,多见肝病。常可因春季肝失疏泄,诱发或加重原有心脏疾病,出现心烦、急躁易怒等肝心同病症状。

2.心病与时间

《灵枢·顺气一日分为四时》:"朝则人气始生,病气衰,故旦慧;日中人气长,长则胜邪,故安;夕则人气始衰,邪气始生,故加;夜半人气入脏,邪气独居于身,故甚也。"但不同脏腑的病理变化,在不同日期、时间又常有所不同。《素问·藏气法时论》说:"病在心,愈在长夏,长夏不愈,甚于冬,冬不死,持于春,起于夏,禁温食热衣。心病者,愈在戊己,戊己不愈,加于壬癸,壬癸不死,持之甲乙,起于丙丁。心病者,日中慧,夜半甚,平旦静。"从临床观察得到证实,神志不宁者,多夜间易惊易恐、心悸不宁。胸痹、心痛患者,也常在夜间发作或加重,出现夜间喘憋、端坐呼吸等。心脏疾病夜间死亡率高于白昼,这些均与昼夜气交变动有关。

3.小肠病与季节

小肠与心相表里,五行属火。小肠病发病以夏、冬两季为主,一天之中以后半夜发病多见,常因受热和受寒引起。四季中夏季属火,气候炎热,纳凉饮冷,已致小肠受寒,寒从中生,气机失调,出现小肠气滞证。夏季炎热,易致心火炽盛,心火移热于小肠,出现小肠实热证。冬季气候严寒,寒邪直中内脏,小肠受寒邪侵袭,可致气机失调,出现小肠气滞证。如寒邪凝滞小肠经,致小肠经气不利,可出现小肠气滞作痛之疝气。

4.脑病时间特点

外感引起的脑病多以夏、春季为多,内伤所致的脑病一年四季均可发病。脑络瘀阻所致的内伤脑病常在夜间发作。

(二)地域特点

心系病与地域呈现一定的关联性。整体而言,北方干燥、多风、温差大,对于较易受气温等外界因素影响的心脑血管疾病,如高血压、心力衰竭等,其发病率高于南方。而南方的气候特点是阴雨连绵、湿温潮热,人易气机郁滞,导致情志不畅引发相关的心系病。研究表明,心脑血管疾病发生的死亡受到温度、相对湿度、气压、风速等多种气象因素的影响。心系发病也随之呈现出因地而异的复杂地域特点。

(三)性别特点

男女性别不同,生理差异较大。妇女以血为本,月经、胎孕、生育等都以血为用,因而多易损伤气血而致气血亏虚之证。气血亏虚,心神失养,易出现心悸、怔忡等症状。女性不耐寒热,抗邪能力相对较低,痹证的发病率较高,若日久不愈,则累及心脏,可引起心痹。男性因嗜烟、饮酒、过食肥甘,易导致湿热内生,痰浊内阻,使气血不畅,复加中年后肝肾阴虚,血脉失养,脉管滞涩不畅,因而使血液瘀滞,容易引起心血瘀阻等病变。

(四)年龄特点

年龄不同,其脏腑组织的发育程度、功能强弱及抗邪能力等也各异。幼儿、少年时期脏腑娇嫩,形气未充,易寒温失调,感受外邪,内舍于心,引起心脏病变。凡寒湿或风湿热邪侵犯幼儿、少年之体,在引起痹证的同时,也常内犯心脏,引起心痹等。若先天心脏发育异常,则更易感受外邪,使心脏病情加重或复发。中老年人一方面因脾运减退,痰湿内生,痰凝、气滞、血瘀相互为患,易引起心脏病证;另一方面因肝肾亏虚,血脉失养,或血脉滞涩不畅,易导致瘀血为患,引起心脉瘀阻证。小肠病多见于老人和儿童。先天不足、脑髓不充,多见于小儿;内伤劳损、脑络瘀阻,则多见于中老年人。

(五)体质特点

心系病广泛,病种繁多,各类人群均有患心系病的可能。瘀血、水饮、痰浊或痰火是导致心系病的直接病理因素。心为火脏,五行中属火型,故阴虚火旺体质的人,容易患心系病,尤以血脉瘀阻或不寐多见;而痰热体质的人,若有先天禀赋异常或后天情志失调,则易患癫、狂、痫等神志疾病。气血亏虚、阴阳失调或痰湿体质的人,可引起气血运行不畅,也可导致心神失养,出现血脉或神志异常方面的疾病。小肠病多见于体质虚弱或脾胃亏虚者,痰湿、瘀血体质的人,尤易发生脑病。

二、心系病证的病位特征

(一)心"主血脉"异常

心悸、怔忡等属心气血亏虚、脉道不充或络脉瘀阻的病位特征;心胸憋闷、心痛等属气血运行不畅、心脉痹阻的病位特征。

(二)心"藏神"异常

神疲、神昏等属心神失养的病位特征;心烦、失眠、多梦等属心神不定、神不守舍的病位特征;精神抑郁、表情淡漠、神情痴呆、反应迟钝、独语、郑声等属心气亏虚或痰蒙心窍的病位特征;谵语属邪热扰乱心神的病位特征;注意力及思维不能集中、意识模糊、昏迷等属心神涣散的病位特征;神志错乱、狂躁妄动、语无伦次、狂乱骂詈、打人毁物、不避亲疏等属痰火扰乱心神的病位特征。

(三)心"在体合脉,其华在面"异常

脉结、脉代等属心气血虚弱、气虚血瘀、脉气不续的病位特征;脉促、脉疾等属阳热亢盛或心阳虚脱的病位特征;面色红赤、脉洪、脉数等属阳热亢盛、脉络充盈的病位特征;面色苍白或青紫、脉沉、脉紧、脉迟等属寒凝心脉、血络挛急,或心阳亏虚、脉失温养的病位特征;面色淡白、脉细、脉弱等属心气血不足的病位特征;面色紫暗、脉涩等属心气血运行不畅的病位特征;两颧潮红属心阴亏虚、虚热内生的病位特征。

(四)心"开窍于舌"异常

强硬舌、短缩舌、痿软舌、吐舌等属心神受扰、舌无主宰的病位特征;舌麻属阴血俱虚、舌体失养的病位特征;舌体胖嫩、舌质淡紫等属心阳不足的病位特征;舌体瘦小属心阴不足的病位特征;舌红或绛、舌灼热、舌痛、口舌生疮、舌体溃烂等属心火上炎舌窍的病位特征;舌质紫暗,有瘀斑、瘀点属心血瘀阻的病位特征;舌淡属心气血亏虚或髓海不足的病位特征。

(五)心"在液为汗,在志为喜"异常

喜笑不休属心火偏亢、痰热壅盛,或心气涣散、阳浮于外、经脉弛纵的病位特征;郁郁寡欢属心主神志的功能不及的病位特征;自汗属心气亏虚、卫阳不足、肌表失固、津液外泄的病位特征;大汗淋漓属心阳暴脱、津随气泄的病位特征。

(六)心主味为苦异常

口苦属心火上炎口舌的病位特征。

(七)小肠"主受盛化物、泌别清浊和主液"异常

尿少、小便短赤、灼痛属心火下移小肠、膀胱气化失司的病位特征。

(八)心包"主护养心脏"异常

神昏、谵语、语謇等属温热邪气侵袭心包、扰乱心神的病位特征;心痛、心胸憋闷等属外邪侵袭心窍、心包代心受邪的病位特征。

(九)脑主元神异常

头痛、头晕、脑鸣等属髓海空虚、脑失荣养的病位特征;目眩、耳鸣等属清窍失濡的病位特征;神昏、昏迷、谵语等属邪热上扰神明、瘀热或痰浊阻滞脑络的病位特征。

(十)心经异常

心经循行部位疼痛(心胸痛、胁肋痛、肩臂痛、腕臂痛等)、手心热等属手少阴

心经循行及络属的病位特征。

(十一)小肠经异常

热病、头面五官病(目黄生翳、耳鸣、耳聋、咽喉肿痛、颊肿)、小肠经循行部位疼痛(后头痛、少腹痛、腰脊痛引睾丸、肩臂外缘后侧痛、项背强痛等)等属手太阳小肠经循行及络属的病位特征。

三、心系病证的病性特征

心系病性属实有血瘀、痰、气滞、寒、热(火)、饮、暑、疫毒等;病性属虚有气虚、血虚、阴虚、阳虚、亡阳、髓海不足等。

(一)病性属实的特征

1.血瘀

心胸刺痛、头刺痛等属瘀血阻滞心脉、脑络的病性特征;头晕属脑络不通、失于荣养的病性特征;头部外伤后出现昏不知人、步履不稳,或突然昏仆、不省人事、半身不遂、口眼㖞斜、言语謇涩等属脑络瘀阻、神窍内闭的病性特征;胸痛彻背、背痛彻心、痛引肩背内臂等属手少阴心经脉络闭阻的病性特征;心胸憋闷属心阳不运、心脉阻滞的病性特征;颈脉怒张、舌尖瘀点或瘀斑、脉结、脉代等属心血瘀阻的病性特征。

除上述心系特有血瘀特征外,病性"血瘀"还有面色紫暗,出血反复不止、色紫暗或夹有血块,舌质紫暗,舌下络脉曲张或紫暗,脉涩等共性特征。

2.痰

心胸闷痛属痰浊阻痹心脉、气血运行不畅的病性特征;精神抑郁、表情淡漠、神情痴呆、反应迟钝、独语、郑声等属痰浊蒙蔽心神的病性特征;突然昏仆、不省人事、口吐涎沫、喉有痰声等属痰浊内盛、上扰清窍的病性特征。

除上述心系特有的痰特征外,病性"痰"还有面色晦暗、痰多、包块、舌苔腻、脉滑等共性特征。

3.气滞

心胸胀痛属心脉闭阻,气滞不畅的病性特征。

除上述心系特有的气滞特征外,病性"气滞"还有痛处胀闷、部位不固定,胀痛随息气、嗳气、矢气减轻,脉弦等共性特征。

4.寒

心胸绞痛、冷痛或心胸窒闷等属寒凝心脉、阳失健运、血络挛急的病性特征。

除上述心系特有的寒特征外,病性"寒"还有面色苍白或青紫、四肢厥冷、口渴喜热饮、舌质紫暗、脉沉、脉紧、脉迟等共性特征。

5.热(火)

心烦、失眠等属心火扰神、神不守舍的病性特征;神昏、谵语等属心火太盛、闭窍扰神的病性特征;尿血属心火灼伤血络的病性特征;小便短赤、灼热、涩痛等属心火下移小肠、膀胱气化失司的病性特征;舌灼热、舌痛、舌尖生疮、舌体溃烂、舌尖红等属心火上炎舌窍的病性特征;脉洪、脉疾等属内热亢盛、心动加速、脉道扩张的病性特征。

除上述心系特有的热(火)特征外,病性"热(火)"还有壮热喜冷、烦躁、斑疹、痈肿疮疡、大便秘结、舌红或绛、脉数等共性特征。

6.饮

心悸、怔忡等属水饮凌心、心阳不振、心神不宁的病性特征。

除上述心系特有的饮特征外,病性"饮"还有胸闷、舌苔白滑、脉弦等共性特征。

7.暑

头晕、胸闷等属暑热伤心、耗气伤阴的病性特征;头痛、神昏、猝然昏倒、惊厥、狂躁、谵语等属暑热上扰清窍、内扰神明的病性特征。

除上述心系特有的暑特征外,病性"暑"还有高热烦渴、倦怠乏力、舌红绛、脉洪数或细等共性特征。

8.疫毒

高热、头痛、神昏、神志不清、狂躁、谵语等属外感瘟疫热毒、闭阻头面清窍、心神失主的病性特征。

除上述心系特有的疫毒特征外,病性"疫毒"还有斑疹、吐血、衄血、舌绛、脉细数或疾等共性特征。

(二)病性属虚的特征

1.气虚

心悸、怔忡等属心气不足、鼓动无力、心动失常的病性特征;神疲、胸闷等属心气衰少的病性特征;头晕属心气虚运血乏力、血不上荣、清窍失养的病性特征。

除上述心系特有的气虚特征外,病性"气虚"还有面色淡白、乏力、少气懒言、盗汗、自汗、舌淡、脉虚、脉弱等共性特征。

2.血虚

心悸、怔忡、失眠、多梦等属心血亏虚、心失濡养、神不守舍、心动异常的病性特征;头晕、健忘、头空痛等属心血虚不能荣养血脉的病性特征;舌麻属心阴血亏虚、舌体失养的病性特征。

除上述心系特有的血虚特征外,病性"血虚"还有面色淡白、舌淡、脉细、脉弱等共性特征。

3.阴虚

心烦、失眠、多梦等属心阴亏损、心火独亢、扰乱心神的病性特征;舌尖红、舌尖生疮等属心阴亏损、虚热上炎舌窍的病性特征。

除上述心系特有的阴虚特征外,病性"阴虚"还有形体消瘦、两颧潮红、口燥咽干、五心烦热、潮热盗汗、舌嫩红少津、舌有裂纹、脉细数等共性特征。

4.阳虚

心悸、怔忡等属心阳虚衰、温运无力、心动异常的病性特征;心胸闷痛属心阳不振、虚寒内生不能温通血脉的病性特征;面部虚浮属心阳虚不能温化水湿的病性特征。

除上述心系特有的阳虚特征外,病性"阳虚"还有面色青紫或㿠白、畏寒肢冷、口淡不渴、舌体胖嫩、舌质淡紫、舌苔白滑、脉沉弱等共性特征。

5.亡阳

冷汗淋漓属心阳衰极、津随气泄的病性特征;呼吸微弱属宗气外泄、不司呼吸的病性特征;表情淡漠、神志模糊或昏迷等属心神涣散的病性特征;脉微欲绝属心脉衰竭的病性特征。

亡阳病性是心系特有的病性特征之一。

6.髓海不足

精神萎靡、反应迟钝、神情痴呆、小儿体格和智力发育异常等属脑髓不足、元神失养的病性特征;头晕、脑鸣、耳鸣、耳目失聪、颈酸无力等属髓海空虚、不能充养清窍的病性特征。

髓海不足病性是心系特有的病性特征之一。

四、心系病证的常见证

(一)心气虚证

心气虚证指由于心气不足、鼓动乏力所表现的证候。

临床表现:心悸怔忡,气短乏力,胸闷气短,精神疲惫。活动后诸症加重,面色淡白,或自汗,舌质淡,苔薄白,脉虚弱无力。

证候浅析:本证多由于久病体虚、先天不足、久病失养、年老气虚脏器衰弱所致。心气不足,鼓动无力,故见心悸、怔忡、胸闷;心神失养,故气短、神疲乏力、动则气耗,活动劳累后诸症加剧;气虚卫外不固,故自汗;气虚运血无力,气血不足,血失充养,故面色淡白、舌淡、脉弱。

辨证要点:以心悸及气虚证为辨证要点。

(二)心血虚证

心血虚证指由于心血不足,不能濡养心及心神所表现的证候。

临床表现:心悸怔忡,头晕眼花,失眠,健忘,面色淡白或萎黄,唇、舌色淡,脉细弱。

证候浅析:本证多由于久病劳神过度耗伤阴血、失血过多或久病伤及营血等引起;也可由于脾失健运或肾精亏损,导致生化之源不足而得;也可由于情志不遂,气郁化火耗伤阴血所致。血液不足,心失所养,心动不安,故见心悸、怔忡;血虚心神失养,神不守舍,则见失眠、健忘;血虚不能上荣于头、面,故见头晕眼花、面色淡白或萎黄,唇、甲、舌色淡;血虚脉道失于充盈,故脉象细弱无力。

辨证要点:以心悸、失眠兼血虚证为辨证要点。

(三)心阴虚证

心阴虚证指由于心阴亏虚、虚热内扰所表现的证候。

临床表现:心悸、心烦,失眠多梦,手足心热,潮热盗汗,两颧潮红,咽干口燥,舌红少苔少津,脉细数。

证候浅析:本证多由于思虑劳神太过,暗耗心阴,或因热邪、火邪,耗伤阴液;或由于肝肾阴虚,累及于心所致。心阴液亏少,心失濡养,心动失常,故见心悸、怔忡;心神失养,虚火扰神,而心神不安、神不守舍,则见心烦不宁、失眠多梦;阴虚不能制阳,虚热内生,故口燥咽干、形体消瘦;五心烦热、午后潮热、盗汗、颧红、舌红少苔少津、脉细数等均为阴虚内热之象。

辨证要点:以心悸、心烦不宁、失眠多梦及阴虚内热为辨证要点。

(四)心阳虚证

心阳虚证指由于心阳虚衰,温运鼓动无力,虚寒内生所表现的证候。

临床表现:心悸怔忡,心胸憋闷或疼痛,气短,自汗,形寒肢冷,面色㿠白,或面唇青紫,舌质淡胖,苔薄白,脉沉细或迟弱或结代,甚则脉微欲绝。

证候浅析:本证常由心气虚进一步发展,心阳虚衰则推动无力,阳失温煦则虚寒内生。心阳虚衰,鼓动、温运无力,心动失常,故可见心悸、怔忡;心阳虚弱,胸阳不振,故心胸憋闷、气短;温运血行无力,故可见心脉痹阻不通,则见心胸疼痛;阳虚而阴寒内生,温煦失职,故见畏寒肢冷;心阳虚弱,气血不能荣于上,故见面色㿠白或面唇青紫。舌质淡胖,苔白滑,为阳虚寒盛之象。阳虚寒凝,血行不畅,脉气不能相接,故脉沉细或迟弱或结代,甚则脉微欲绝。

辨证要点:以心悸怔忡、胸闷或胸痛及阳虚证为辨证要点。

(五)心阳虚脱证

心阳虚脱证指心阳衰极,阳气暴脱所表现的亡阳证候。

临床表现:在心阳虚证的基础上突然出现冷汗淋漓、四肢厥冷、呼吸微弱、面色苍白,或心痛剧烈、口唇青紫、脉微欲绝,甚至出现神志模糊、昏迷不醒。舌淡或淡紫,脉微细欲绝。

证候浅析:本证常是在心阳虚证的基础之上进一步发展的结果;亦可由寒邪暴伤心阳,或因失血亡津,气无所依,心阳随之外脱而成。心阳衰亡,不能摄津,则冷汗淋漓;不能温煦四肢,故四肢逆冷;宗气大泄,不能助肺司呼吸,故呼吸微弱;阳气外脱,无力温运血行,故面色苍白无华、舌淡或紫;阳衰寒凝,血运不利,心脉痹阻不通,则见心胸剧痛、口唇青紫;阳气外脱,心神涣散,则见神志模糊,甚则昏迷;脉微欲绝,为阳气外亡之征。

辨证要点:以心阳虚、心胸憋闷疼痛及亡阳证为辨证要点。

(六)心火亢盛证

心火亢盛证指心火内炽,热扰心神所表现的实热证候。

临床表现:心烦失眠,面赤口渴,身热,便秘尿黄,甚或狂躁,神昏谵语,舌尖红,苔黄,脉数有力。

证候浅析:本证多因火热之邪内侵,也可因情志抑郁化火,还可因过食辛辣刺激、温补之品,久蕴化火,内炽于心所致。心火炽盛,内扰于心神,神不守舍,则为发热、心烦失眠;甚者热扰心神或热闭心神,表现为狂躁谵语、神志不清;火邪伤津,故口渴、便秘、尿黄;火热炎上,则面赤、舌尖红绛;气血运行加速,则脉数有力。

辨证要点:以神志狂躁症状及里实热证为辨证要点。

(七)心脉痹阻证

心脉痹阻证指由于瘀血、痰浊、寒凝、气滞等因素阻痹心脉,而出现以心悸怔忡、胸闷心痛为主症的一类证候。

临床表现:心胸闷痛,膻中或心前区憋闷作痛,甚者痛引肩背,时作时止。或痛如针刺,舌有青紫斑点,脉细涩、结代。常伴有心悸、气短、自汗;伴体胖痰多,身重困倦,舌苔白腻,脉沉滑、沉涩;遇寒痛增,得温痛减,形寒肢冷,舌淡苔白,脉沉迟或沉紧。

证候浅析：本证多因正气亏虚，而致气滞、血瘀、痰浊、阴寒等邪气内侵，进而使胸阳不振，血脉失于温煦，心脉痹阻。心阳不振、失于温运，或瘀血内阻、心脏搏动失常，故见心悸、怔忡。阳气不宣，血行无力，心脉阻滞不通，故心胸憋闷疼痛。血瘀所致的心脉的疼痛，多以刺痛为特点，痛处固定不移、伴见舌紫暗或有瘀斑；痰阻心脉的疼痛，以闷痛为特点，多伴体胖痰多、身重困倦、苔腻、脉弦滑或弦数等痰浊内盛的症状；寒凝心脏的疼痛，以病势剧烈、突然发作、遇寒加剧、得温痛减为特点，伴见形寒肢冷、舌淡苔白、脉沉迟或沉紧等寒邪内盛的症状；气滞心脉的疼痛，以胀痛为特点，闷重而痛轻，其发作往往与精神因素有关，常伴见胁胀、善太息、脉弦等气机郁滞的症状。

辨证要点：心胸闷痛、心悸、怔忡为主症，伴血瘀、痰浊、寒凝、气滞的兼症为辨证要点。

(八)痰蒙心神证

痰蒙心神证指由于痰浊蒙蔽心神，表现以神志异常为主症的证候。

临床表现：神志痴呆、意识模糊不清，甚至昏不识人；精神抑郁，表情淡漠，喃喃独语，举止失常；突然昏仆，不省人事，口吐涎沫，喉中痰声辘辘。上述症状可见面色晦滞、胸闷呕恶、舌苔白腻、脉滑。

证候浅析：本证多因湿浊酿痰，阻遏气机；情志不遂，气郁生痰，痰气互结蒙蔽心神；痰浊内盛，夹肝风内扰，致痰浊蒙蔽心神所致。痰浊上蒙心神，神明失司，故见神情痴呆、意识模糊，甚则昏不知人。情志不遂，肝失疏泄，肝气郁结，气郁痰凝，痰气搏结，蒙蔽心神，则见精神抑郁、淡漠痴呆、喃喃独语、举止失常；若痰浊内盛，引动肝风，肝风夹痰，上窜蒙蔽心神，则可表现为突然昏仆、不省人事、口吐涎沫、喉中痰鸣。痰浊内阻，清阳不升，浊气上泛，故面色晦暗；痰阻胸阳，胃失和降，则胸闷、恶心、呕吐。舌苔白腻、脉滑均为痰浊内盛之征。

辨证要点：以神志异常和痰浊壅盛见症为辨证要点。

(九)痰火扰神证

痰火扰神证指由于痰火内盛、侵扰心神，表现以神志异常为主的证候。

临床表现：发热烦躁，气粗，面赤目赤，谵语狂躁，便秘尿黄，或喉间痰鸣，胸闷，心烦失眠，甚则狂躁妄动，打人毁物，胡言乱语，哭笑无常，或神昏谵语，舌质红，苔黄腻，脉滑数。

证候浅析：本证多因精神刺激而成，七情郁结，气郁化火，炼液为痰，痰火内盛；或外感温热毒邪，热邪煎熬，灼津为痰，痰火内扰所致。本证不但可以见于外感热病，亦可见于内伤杂病。在外感热病中，由于邪热内炽，里热蒸腾，则见发热、面红目赤、呼吸气粗；热盛伤津，故便秘、尿黄；痰火扰乱心神，可见烦躁不宁、谵语狂躁、痰阻气道可见胸闷、痰黄。内伤杂病中，由于精神刺激，痰火内盛，扰乱心神，轻则心烦失眠，重则神志狂乱而见胡言乱语、哭笑无常、狂躁妄动、打人毁物、不避亲疏；舌红、苔黄腻、脉滑数均为痰火内盛之象。

辨证要点：以神志异常和痰火内盛之症为辨证要点。

第四节 治 则 治 法

一、治疗原则

(一)扶正祛邪

心系病的发生发展过程，从邪正关系来讲，就是正气与邪气相互斗争的过程。邪正斗争的胜负，直接决定着疾病的产生和进退。邪胜于正则病进，正胜于邪则病退。因而，治疗心系病就必须注意扶正祛邪，改变邪正双方的力量对比，以利于疾病向痊愈的方向转化。

1.扶正

扶正适用于正气虚，而邪气也不盛的虚性病证。如各种器质性心脏病由于先天不足或后天劳损出现心悸、怔忡、乏力、气短、动则更甚等心气虚的表现；或气虚及阳，致心阳不足，见心胸憋闷或暴痛、形寒肢冷、气短息促、自汗乏力、面色白、唇紫、舌体淡胖、苔白滑、脉沉细或结代等心阳虚的表现，治宜分别补益心气和温通心阳。冠状动脉粥样硬化性心脏病患者因心血亏耗，症见心悸、怔忡、头晕目眩、面色无华、唇舌色淡、脉细弱，以及心律失常因阴血虚火旺者，治疗又当分别予以补血、滋阴。

2.祛邪

祛邪适用于以邪实为主，而正气未衰的实性病症。如血栓闭塞性脉管炎，患肢发生溃疡或坏疽，表现为热毒炽盛者，治以清热解毒、凉血化瘀；慢性风湿热见风寒痹症状者，治以祛风散寒化湿；急性心肌梗死因胸阳不振、痰浊阻滞心脉而致胸闷心痛者，治应通阳宣痹、豁痰化浊；心绞痛属气滞血瘀者，又当活血化瘀。

诸如此类，皆属祛邪范围。

3.扶正与祛邪合用

就临床实际而言，心系病属于纯实证者比较少见，绝大多数皆是虚实互见。如充血性心力衰竭呈现心肾阳虚者，虽以心悸气喘、恶寒肢冷、面色苍白等阳虚症状为主，但也每见小便不利、肢体浮肿、胸闷或钝痛等水血互阻的邪实症状，故治疗应在益气温阳的同时佐以活血利水，用真武汤加减可收功。假若其病属水气凌心，病以心悸气短、眩晕、胸脘痞满、渴不欲饮、小便不利、面浮肢肿为主，兼见肢冷欠温、神疲乏力、脉沉细等阳气亏虚证者，治疗应通阳化气行水，兼顾益气扶正温阳，往往用五苓散化裁即可奏效。因此，若邪盛正虚，且正气尚能耐攻，则应先祛邪，后扶正。至于正虚邪实而以正虚为主，治疗当先扶正，后祛邪。

(二)调整阴阳

心系病的发生，从根本上说，即是阴阳的相对平衡遭到破坏，出现偏衰的结果。对于阴阳的偏盛偏衰，《素问·至真要大论》指出，应"谨察阴阳所在而调之，以平为期"。因此，调整阴阳平衡，促进体内阴平阳秘，是临床治疗心系病的根本法则之一。

亡阴和亡阳在病机与病症方面虽有所不同，但由于机体的阴精和阳气存在着互根互用的关系，亡阴则阳无所依附而散越，亡阳则阴无以生化而耗竭。故亡阴可以迅速导致亡阳，这在由各种因素导致的休克中尤其多见。因此，对这类疾病应根据阴阳互根的原理，予以救阴回阳同施并用，只是要区分主次，有所偏重。

由于阴阳是辨证的总纲，心系病的各种病理变化如前所述，均可以用阴阳失调加以概括，因此，调整阴阳实为治疗心系疾病的总则。如调整脏腑经络、调理气血、补虚泻实、散寒清热、升清降浊等治法，亦可以概括在调整阴阳的治则之内。《素问·阴阳应象大论》说："其高者，因而越之；其下者，引而竭之；中满者，泻之于内；其有邪者，渍形以为汗。其在皮者，汗而发之，其慓悍者，按而收之。其实者，散而泻之。审其阴阳，以别柔刚，阳病治阴，阴病治阳，定其血气，各守其乡"，这说明了调整阴阳这一治则的广泛性。

(三)调理脏腑气血

心系病的发生，无论是外感还是内伤，亦无论是功能性还是器质性，都必须造成脏腑生理功能的紊乱和脏腑阴阳、气血的失调，临床治疗心系病的各种方法，如清心降火、益气养血等，总是因相关脏腑气血失调而确立。因此，调理脏腑气血亦是治疗心系疾病的重要原则之一。

1.调理脏腑

心系病中的脏腑失调主要表现在2个方面:一是心脏自身的功能失调,如心之阳气偏盛而致心阳亢奋、心火上炎与下移,心的阳气偏衰所致心神不宁、血脉寒滞,心之阴血失调而致心阴不足、心血亏损、心血瘀阻等。治疗时应结合各自的病理特点,采取多种措施调理,促其功能恢复。二是各脏腑之间的生理功能失调。人是一个有机整体,脏与腑、腑与腑、脏与脏之间在生理中相互协调、相互促进,在病理上则相互影响。当心脏发生病变时,常会影响其他脏腑的功能。同样,其他脏腑的病变,亦可累及心脏。故在治疗心系病时,不能单纯考虑心之一脏,而应注意调整心与其他脏腑之间的关系。如慢性肺源性心脏病,多由反复的肺部感染日久不愈,逐渐累及肺、肾、肝、心而为病,其症在呼吸困难、动则气急、不能平卧等本虚的基础上,间或可见痰饮、咳嗽、气喘、水肿、瘀血等标实之象。心系病固然与心脏自身病变有关,但是其他脏器的病变每可引发或导致心脏病变;同样,心脏病变亦可引起其他脏腑的疾病,故在治疗时,必须根据这些脏腑在生理上的相互关系和病理上的相互影响,注意调整其功能活动,如此,方能收到较好的治疗效果。

2.调理气血

与脏腑功能失调一样,气血失调也主要表现在2个方面:其一是气与血自身的不足或逆乱而导致各自的功能失调。如某些心脏病既可出现气虚、气滞、气逆、气陷、气闭、气脱,亦可出现血虚、血溢、血热、血寒,治疗就应针对这些变化而分别予以补气、行气、降气、升气、开闭、固脱和补血、活血、摄血、凉血、温通血脉。其二是气和血互根互用的功能失调。在生理上,气为血帅,气能生血、行血、摄血;血为气母,血可为气的活动提供物质基础,血能载气。当气血相互为用、相互促进的关系失常时,就会出现各种气血失调的表现,因此,治疗就应采取"有余泻之,不足补之"的方法进行调理。如心力衰竭的患者常因心气虚、生血不足导致气血两虚,同时气虚无力推动血行,可致血行减慢而瘀滞不畅,发为气虚血瘀证(或气滞血瘀证),治疗应分别益气补血和补气行血(或行气活血化瘀)。又如中风患者,常因肝气上逆使血随气升而发生昏厥,治疗则当引血下行或降气和血。气能摄血,气虚不能摄血,可导致血溢脉外而出血,治疗宜补气摄血。血为气母,血虚气亦虚、血瘀气亦滞、血脱气亦脱,故治疗时应根据气血失调的发病先后而采取适宜的方法治疗。

(四)标本缓急

心系病的发生发展,总是通过若干症状和体征显示出来的,但这些症状和体征只是疾病的现象,不是本质,如心悸,可由气血不足、心肾阳虚、水气上泛及痰饮、瘀血等多种原因引起,故治疗上应分别采用益气养血、温通心肾、宣散水气、化痰蠲饮、活血化痰等方法进行治疗,这样才能如矢中的,击中病所。

1. 急则治标

急则治标是指针对急重病症,甚至危及患者生命的疾病而采取的一种暂时急救的法则。这一法则主要用于指导心系病中的急性病、危重病的治疗。例如,各种原因引起大出血,导致循环功能衰竭而休克者,就应采取急救措施,紧急止血以治标,待血止病情和缓后,再治本。又如急性脑血管疾病之高血压性脑出血,突然出现闭证,亦当先治其标,予以开闭清心、化瘀通络,待病情稳定后再图治本。再如冠状动脉硬化性心脏病患者,素有心肾阳虚,复为寒邪所伤,突然出现胸闷、心痛、面唇发绀等症状者,治疗应先温通心阳,待病情缓解后,再调理阳虚。

2. 缓则治本

在急性病缓解后,或者针对某些慢性病,则应根据"缓则治其本"的原则进行治疗。例如,脉管炎患者病变已经停止发展,局部坏死亦已局限,溃疡面逐渐缩小,此时就应以补气养血为主,佐以活血化瘀,促进肢体恢复。又如前述之慢性肺源性心脏病,肺部感染是致病之本,只有积极防治肺部感染,才能控制病情发展。

3. 标本同治

标本同治是指在标病、本病并重时采取既治其标又治其本的一种法则。临床上大多数心系病皆为标本同见,且多为本虚标实,故这一法则比单纯治标或单纯治本更为常用。前述之扶正与祛邪合用(包括其先后运用),以及调理气血之补气行血和补气摄血等,实际上即是标本兼治的具体运用。

由此可见,标本缓急的治则既有原则性,又有灵活性,临床应视病性变化而适当选择,但应以治病求本为准则。

(五)异法方宜

异法方宜是指治疗疾病要根据季节、地区,以及人体的体质、性别、年龄等不同而制定适宜的治疗方法。由于疾病的发生、发展与转归受多方面因素的影响,如时令气候、地理环境等,尤其是患者个体的体质因素,对疾病的影响更大。因此,在治疗疾病时,必须把这些方面的因素考虑进去,对具体情况做具体分析,以制定出适宜的治疗方法。

1.因时制宜

四时气候的变化,对人体的生理功能、病理变化均产生一定的影响,根据不同季节气候特点,来考虑用药的原则,即为"因时制宜",如春夏季节,气候由温渐热,阳气升发,人体腠理疏松开泄,应避免开泄太过,耗伤气阴;而秋冬季节,阴盛阳衰,人体腠理致密,阳气敛藏于内,此时若非大热之证,当慎用寒凉药物,以防伤阳。

2.因地制宜

根据不同地区的地理特点,来考虑治疗用药的原则,即为"因地制宜"。如我国西北地区,地势高而寒冷少雨,故其病多燥寒,治宜辛润;东南地区,地势低而温热多雨,故其病多湿热,治宜清化。这说明地区不同,患病各异,治法应当有别。即使患者相同病证,亦应根据不同地区的特点来选用治疗用药。如外感风寒证,西北严寒地区,用辛温解表药量宜较重,常用麻桂;东南温热地区,用辛温解表药量宜较轻,多用荆防。

3.因人制宜

根据患者性别、年龄、体质等不同特点,来考虑治疗用药的原则,称为"因人制宜"。如性别不同,妇女患者常有经、带、胎、产等情况,治疗用药应加以考虑,如在妊娠期,对峻下、破血、滑利、走窜伤胎或有毒药物当禁用或慎用,产后应考虑气血亏虚及恶露情况等。年龄不同则生理功能及病变特点亦不同,老年人气血衰少,生机减退,患病多虚证或虚实夹杂,治疗虚证宜补,而邪实须攻者亦应慎重,以免损伤正气。小儿生机旺盛,但气血未充,脏腑娇嫩,易寒易热,易虚易实,病情变化快,故治小儿病忌投峻攻,少用补益,用药量宜轻。个体素质有强弱、偏寒偏热之分,所以虽患同一疾病,治疗用药亦应有所区别,阳热或阴虚之体慎用温热之剂,阳虚或阴盛之体慎用寒凉伤阳之药。

此外,在心系病中,由于寒热性质错综复杂,疾病常对药物发生格拒,如用热药治寒证而拒热,以寒药攻治其病则加剧;以寒药治热证而拒寒,以热药攻治其病而加重等,此时需用反佐法才能取效。常用的有药物反佐和服法反佐两种。药物反佐,即制方时根据方药的寒热性质,适当佐以与其性质相反的药物制之,以防疾病与药物之间发生格拒。如某些大热大寒证,常在寒凉方中佐以少许温热药物,在温热方中佐以少许寒凉药物即是。服法反佐是根据方药的寒热性质,采取热药凉服、寒药温服之法,以防疾病与药物发生格拒,所谓"治热以寒,温而行之""治寒以热,凉而行之"是也。

中医治疗心系病是既注重治"病",又注重治"证"。病,即疾病,是在病因作用和正虚邪凑的条件下,体内出现的具有一定发展规律的正邪交争、阴阳失调的全部演变过程,具体表现出若干特定的症状和各阶段相应的证候。证则是疾病发生和演变过程中某一阶段的病因、病机、病位、病性、病势等情况的综合概括。临床上由于一种病可以出现多种不同的证,不同的病在其发展过程中的某一阶段可以出现相同的证,因此,施治时就应在治病求本的原则指导下,采取同病异治和异病同治的方法来处理好治"病"与治"证"的关系。

二、治疗方法

(一)调和营卫法

调和营卫法是运用具有调和营卫作用的药物治疗营卫不和病证的治法。

1.常用药

桂枝、芍药、大枣、甘草、生姜、黄芪、党参等。

2.代表方

桂枝汤、桂枝甘草汤、桂枝加桂汤、桂枝加附子汤、桂枝加葛根汤、苓桂术甘汤、保元汤、小建中汤、炙甘草汤、补中益气汤、异功散、丹参饮、香砂六君子汤、桂枝甘草龙骨牡蛎汤、桂枝加龙骨牡蛎汤、黄芪桂枝五物汤等。

3.适应证

营卫不和所致之心悸、心痛、心水、真心痛、脉痹、迟脉、失眠、多寐等。

4.临床应用

《黄帝八十一难经·十四难》云:"损其心者,调其荣卫",心藏神主血脉,心病多致心之功能异常。因此,临床主血脉异常的病证及心主神志异常的病证可从营卫调治。心病的病机复杂,证候类型多,调和营卫是治疗心病常用治法之一。营卫之气生成于中焦,因而调和营卫常以调养脾胃为基础。小建中汤加减,治疗营阴不足,营卫失调之心悸、心痹、心痛、失眠等。炙甘草汤加减,治疗心阴不足,营卫失调之心悸、心痹、心水、心痛、失眠等。黄芪桂枝五物汤加减,治疗营卫不足之脉痹、迟脉、无脉、心痛等。桂枝甘草汤加减,治疗心阳受损,心气不足之心悸、脉痹、无脉、失眠等。桂枝甘草龙骨牡蛎汤、桂枝加龙骨牡蛎汤加减,治疗阴阳两虚,心肾不交之失眠、心悸、癫狂、真心痛、心痛等。桂枝加桂汤加减,治疗心阳不足,寒凝经脉,营卫不和之脉痹、迟脉、心痛、心水、心悸、多寐等。桂枝加附子汤加减,治疗心阳欲脱之心痛、真心痛、心水、失眠等。苓桂术甘汤加减,治疗中阳不足、水饮内停之心痹、心痛、心水、心悸、眩晕等。桂枝加葛根汤加减,治疗风邪滞于经脉,营卫失调,津液不能输布之眩晕、心悸、心痛等。

5.注意事项

(1)调和营卫是治疗心病的常用治法之一,临床应与其他治法配伍应用,尤其是调养脾胃法。

(2)临床营卫失调之因及主次不同,表现各异,应根据临床特点恰当用药。

(二)活血化瘀法

活血化瘀法是运用具有行血、活血、祛瘀作用的药物治疗瘀血病证的治法。

1.常用药

川芎、桃仁、红花、赤芍、丹参、蒲黄、乳香、没药等。

2.代表方

丹参饮、桃仁承气汤、血府逐瘀汤、复元活血汤、温经汤、当归四逆汤、桃红四物汤等。

3.适应证

瘀血阻滞所致之心痛、真心痛、心痹、心水、心悸、脉痹、迟脉、多寐、失眠等。

4.临床应用

心主血脉,心病易致血脉受损、瘀血内停,故活血化瘀法在心系病辨治中应用广泛。活血化瘀法常与补气、养血、温经散寒、清热、行气、攻下等治法配合使用。当归四逆汤、温经汤、丹参饮、桃红四物汤配伍阳和汤加减等,治疗寒凝血瘀所致之心痛、迟脉、心悸、心水、脉痹等;血府逐瘀汤加减,治疗肝郁气滞血瘀所致之心痹、真心痛、心悸、心痛、脉痹、无脉;复元活血汤加减,治疗瘀血阻滞之心痛、真心痛、脉痹、心悸等;四物汤加减,治疗血虚血瘀所致之脉痹、心痛、心悸等。

5.注意事项

(1)瘀血证临床有轻重之分,应恰当选用活血化瘀药用量,不可过或不及。

(2)祛瘀药为祛邪之法,临床应用应祛瘀而不伤正,必要时可辅以护正之品。

(3)活血化瘀药易动血动胎,故有出血倾向者或孕妇均当慎用。

(4)根据瘀血产生原因审因论治,并结合瘀血与兼证的情况,与其他治法配合应用。

(5)结合血瘀证临床特点,根据活血化瘀中药的性味、归经及作用特点,综合选用。

(三)通脉法

通脉法是运用具有通脉畅络作用的药物治疗血脉不通或经络阻滞病证的治法,可分为益气通脉、温阳通脉、行气通脉、活血通脉、化浊通脉等。

1.常用药

不同通脉法以活血药为基础,分别合以温阳、益气、行气、化湿、通络之品,涉及药味较多。如桃仁、红花、川芎、丹参、赤芍、三七、延胡索、地龙、全蝎、鸡血藤等活血通络;薤白、附子、桂枝、干姜、细辛、鹿含草、荜茇、肉桂等温经通阳;人参、党参、太子参、黄芪、五爪龙等益气;柴胡、香附、枳实、枳壳、厚朴、紫苏梗、石菖蒲、郁金、佛手、降香、砂仁、香橼、厚朴花、凌霄花、绿萼梅等行气开郁;苍术、砂仁、杏仁、白蔻仁、茯苓、陈皮、半夏、藿香、佩兰等化湿降浊。

2.代表方

血府逐瘀汤、丹参饮、桃红四物汤等。

3.适应证

阳虚、气虚、气郁、湿阻、血瘀所致心脉痹阻的心痛、心悸、心痹、心水、脉痹、迟脉、无脉、多寐、痫证等。

4.临床应用

温阳通脉法主治心阳虚衰,心阳不振,寒凝胸中,心脉痹阻所致之心痛、心悸、心痹、心水、脉痹、迟脉、无脉、多寐、痫证等,用桂枝、川芎、当归、红花、地龙、鸡血藤、炮甲片、丹参等,伍用附子、干姜、薤白、荜茇、细辛、鹿含草、肉桂、红参等;益气通脉法主治心气不足,血行缓慢所致之迟脉、心痛、心悸、心水、脉痹、无脉等,用丹参、赤芍、地龙、首乌藤、三七参、鸡血藤等,伍用人参、太子参、党参、黄芪、麦冬、枸杞子等;行气通脉法主治气机闭塞,郁滞壅结,经脉不能流通之迟脉、心痛、心悸、心水、脉痹、无脉、多寐等,用延胡索、川芎、当归、赤芍、桃仁、丹参等,配伍用枳壳、柴胡、佛手、降香、厚朴花、香附、郁金等;活血通脉法主治血瘀阻塞脉络,血脉闭塞不通所致之迟脉、心痛、心悸、心水、脉痹、无脉等,用丹参、川芎、三七、桃仁、赤芍、红花、苏木、土鳖、全蝎、乌梢蛇、水蛭等;祛湿通脉法主治气化失利,水湿流聚所致之心水、迟脉、脉痹、喘病等,用猪苓、茯苓、泽泻、木通、车前子、葶苈子、丹参、牛膝、桃仁、益母草等;化浊通脉法主治浊邪壅遏经脉,脉道不通,气不往来所致之迟脉、心痛、心悸、心水、脉痹、无脉、喘病等,用瓜蒌仁、郁金、半夏、胆南星、石菖蒲、何首乌、泽泻、茵陈、山楂、大黄、决明子、丹参、桃仁、莱菔子、丝瓜络等。

5.注意事项

(1)通脉法所用药物多辛温燥烈,有伤阴之虞,不可过用。

(2)临床应根据脉道痹阻之因审因论治,并根据临床情况,通脉法与其他治法联合应用。

(四)理气法

理气法是运用具有舒畅气机、调理脏腑作用的方药,治疗气机阻滞或逆乱病证的治法。

1.常用药

玳玳花、玫瑰花、佛手、香橼、厚朴、枳实、枳壳、绿萼梅、陈皮、木香、延胡索、郁金、柴胡、川楝子、青皮、香附、沉香、代赭石、旋覆花、紫苏子、紫苏梗等。

2.代表方

四逆散、柴胡疏肝散、逍遥散等。

3.适应证

气机郁滞或气逆所引起的心悸、胸痛、真心痛、心水、迟脉、失眠、怔忡、健忘及惊狂等。

4.临床应用

宽胸理气法主治气滞血瘀,心脉痹阻心痛、迟脉、心悸、脉痹、失眠等。理气解郁法主治气机郁结,疏泄不利所致之心痛、脉痹、心悸、失眠等。调和胃气法主治胃失和降所致之心痛、脉痹、心悸、失眠等。行气利水法主治气机阻滞,水湿不化所致之心水、脉痹、心悸、失眠等。清热理气法主治湿热毒疫邪气痹阻心脉所致之脉痹、心痹等。

5.注意事项

(1)理气药多辛香燥烈,易于耗气伤阴,临床应用应中病即止,必要时可适当配伍养阴之品。

(2)根据临床特点,结合理气药归经、性味及作用特点等,选用理气药。

(3)理气法应与其他治法配合应用。

(五)通阳法

通阳法是运用具有宣通阳气的药物,治疗阳气不通病证的治法。

1.常用药

桂枝、薤白、细辛、附子、麻黄、白酒等。

2.代表方

瓜蒌薤白白酒汤、瓜蒌薤白半夏汤、枳实薤白桂枝汤、当归四逆汤、麻黄附子细辛汤等。

3.适应证

阳气郁滞所引起的心悸、胸痛、真心痛、心水、迟脉、失眠、心悸、健忘等。

4.临床应用

瓜蒌薤白白酒汤加减治疗胸阳不振,阴寒凝滞,痹阻胸阳所致之心痛、心痹、心悸等;瓜蒌薤白半夏汤加减,治疗痰浊痹阻,胸阳不展所致之心痛、胸痹、心悸、多寐等;麻黄附子细辛汤加减,治疗心肾阳气闭阻之迟脉、心悸、心痛、脉痹、心痹;胃苓汤加减治疗困遏脾阳,致运化失职,水湿内停,泛溢肌肤所致之心水、迟脉、脉痹等;当归四逆汤或阳和汤加减,治疗阳气痹阻,经脉阻滞所致之脉痹、迟脉、失眠等。

5.注意事项

(1)临床应辨清阳气痹阻之因,审因论治,提高疗效。

(2)辨清虚实,通阳法主要是针对痰饮、湿邪、阳虚、寒盛、气滞血瘀等原因所致的阳气郁闭,气机不畅诸病证,阳气亏虚者应选用温补之法。

(六)安神法

安神法是运用重镇安神药或养心安神、清心安神药,治疗神志不安病证的治法。

1.常用药

重镇安神用生磁石、珍珠母、紫石英、生龙骨、生牡蛎、代赭石、琥珀等;养心安神用酸枣仁、柏子仁、合欢皮、合欢花、夜交藤、浮小麦、淮小麦、百合、麦冬、大枣等;清心安神用莲子心、黄连、黄芩等。

2.代表方

重镇安神用安神定志丸、朱砂安神丸、磁朱丸、珍珠母丸等;养心安神用酸枣仁汤、天王补心丹、柏子养心丸、甘麦大枣汤、百合地黄汤、归脾汤、养心汤等;清热除烦用温胆汤、蒿芩清胆汤、清心莲子饮;解郁安神用丹栀逍遥散、甘麦大枣汤等。

3.适应证

心神不安所引起的心悸、胸痛、真心痛、心水、迟脉、心悸、失眠、健忘、脏躁等。

4.临床应用

镇静安神法适用于邪扰心神之心神不安所引起的心悸、失眠、脏躁等,常用方如朱砂安神丸、磁朱丸等。养心安神法适用于心失所养之神志不安所致心悸、胸痛、真心痛、心水、迟脉、失眠、脏躁等,用酸枣仁汤、天王补心丹、柏子养心丸、甘麦大枣汤等。温胆汤加减,治疗胆热扰心所致心悸、失眠、怔忡、脏躁等;蒿芩清胆汤加减,治疗肝胆湿热所致心悸、胸痛、真心痛、心水、迟脉、失眠、脏躁等;安神定志丸加琥珀、磁石,治疗心胆虚损的心悸、不寐、多梦、心痛、多寐、迟脉、脏躁等;珍珠母丸加减,治疗阴血不足,肝阳偏亢的少寐、惊悸、眩晕。养心安神法主治心气血阴阳虚损而致心神失养之证,以归脾汤、养心汤加减,治疗心脾两虚所致的心悸、不寐、健忘、脏躁等;天王补心丹加减,治疗阴亏血少的虚烦失眠、多梦、心悸;柏子养心丸加减,治疗营血不足,心肾失调所致脏躁、心悸、失眠等;四逆散、丹栀逍遥散加减,治疗肝气郁结所致之失眠、心悸、脏躁、脉痹、心痛等;清心莲子饮加减,治疗热扰神明所致之失眠、心悸、脏躁等。

5.注意事项

(1)重镇安神药物多属金石贝壳类,易损脾胃,不可久服。素体脾胃虚弱者,应用重镇安神药时须注意顾护脾胃,必要时可配伍补脾和胃之药。

(2)肝肾功能损伤者,朱砂、紫石英等慎用。

(3)神志不安的治疗,在药物治疗的同时,还应注意配合精神心理疗法。

(七)化痰法

化痰法以化痰药为主组成,具有祛湿化痰的作用,用于治疗各种痰病的方法,称为化痰法。

1.常用药

茯苓、瓜蒌、竹茹、白术、苍术、浙贝母、天竺黄、竹沥、半夏等。

2.代表方

瓜蒌薤白半夏汤、瓜蒌薤白白酒汤、温胆汤、半夏白术天麻汤、二陈汤、苓甘五味姜辛汤、三子养亲汤等。

3.适应证

痰浊阻滞所致之眩晕、心悸、失眠、多梦、脉痹、迟脉、心痛、多寐等。

4.临床应用

理气化痰法主治气滞痰阻所致之眩晕、心悸、失眠、多梦、脉痹、迟脉、心痛、多寐等,用瓜蒌薤白半夏汤、瓜蒌薤白白酒汤等加减;祛湿化痰法主治痰湿内阻所致之眩晕、心悸、失眠、多梦、脉痹、迟脉、心痛、多寐等,用温胆汤、半夏白术天麻汤等加减;温阳散寒化痰法主治阳虚寒凝、痰饮内停所致之眩晕、心悸、失眠、多梦、脉痹、迟脉、心痛、多寐等,用苓甘五味姜辛汤、真武汤等加减;清热化痰法主治痰热内扰所致之眩晕、心悸、失眠、多梦、脉痹、迟脉、心痛、多寐等,用黄连温胆汤加减;益气化痰法主治气虚痰阻所致之眩晕、心悸、失眠、多梦、脉痹、迟脉、心痛、多寐等,用补阳还五汤合温胆汤加减;化痰活血法主治痰瘀互结所致之眩晕、心悸、失眠、多梦、脉痹、迟脉、心痛、多寐等,用二陈汤合桃红四物汤加减;芳

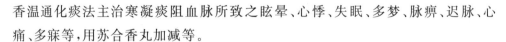

香温通化痰法主治寒凝痰阻血脉所致之眩晕、心悸、失眠、多梦、脉痹、迟脉、心痛、多寐等,用苏合香丸加减等。

5.注意事项

(1)临床应用化痰法应强调审证求因,辨证施治,辨明痰之诱因。痰若因外感所致,可配合解表药同用;由内伤所致者,又应根据具体病情,配合适当药物同用。

(2)痰邪致病,临床表现多样,必须"知犯何逆,随证治之"。

(3)化痰法临床应用,不仅要着眼于痰,更要注意痰的来源,综合考虑患者的阴阳盛衰、邪正消长的情况,恰当应用化痰法。

(八)交通心肾法

交通心肾法是运用具有滋肾阴、敛肾阳、降心火、安心神作用的方药,以滋阴潜阳,交通心肾,治疗心肾不交证的治法。

1.常用药

黄连、肉桂、远志、莲子心、茯神、柏子仁、麦冬、山茱萸、阿胶、杜仲、巴戟天、菟丝子、炒酸枣仁、知母、黄柏、龙骨、川牛膝等。

2.代表方

交泰丸、酸枣仁汤、黄连阿胶汤、清心莲子饮、六味地黄丸等。

3.适应证

心肾不交所致之心痛、心悸、怔忡、头晕、失眠、健忘等。

4.临床应用

交通心肾法临床应用,清心药用柏子仁、莲子心、黄连、炒酸枣仁、赤芍、牡丹皮;潜降药用知母、黄柏、龙骨、川牛膝。心肾不交临床表现各异,黄连阿胶汤加减,治疗阴亏火旺所致之失眠、心悸、心水、心痛、真心痛、嗜睡等;交泰丸加减,治疗心火独亢所致之失眠、心悸、心水、心痛、真心痛、嗜睡等病证;香砂六君子汤合交泰丸加减,治疗脾虚心肾不交所致之失眠、心悸、心水、心痛、真心痛、心悸等病证;黄连温胆汤加减,治疗痰火壅盛,心肾不交所致之失眠、心悸、心痛、真心痛、嗜睡等。

5.注意事项

(1)交通心肾法在临床应用中,对部分药物临床用量要求严格,不可随意变更药物配伍剂量的比例等。

(2)辨清心肾不交之因,随证施治。

(九)开窍法

开窍法是运用具有通窍开闭、促进神志苏醒作用的方药,治疗邪气闭阻心窍、肺窍的治法。

1.常用药

降香、檀香、砂仁、石菖蒲、郁金、苍耳子、白芷、桔梗、前胡、半夏、陈皮、黄芩、牛蒡子、竹茹、芦根等。

2.代表方

苏合香丸、安宫牛黄丸、至宝丹、紫雪丹、苍耳子散合温胆汤等。

3.适应证

凉开法适用于热邪内陷心包所见脉痹、心痹、真心痛、多寐等;温开法适用于痰浊痹阻心窍所致之脉痹、心痹、真心痛等。

4.临床应用

安宫牛黄丸、至宝丹、紫雪丹等,主治热入营血,神昏、惊厥、脉痹、多寐等病证;苏合香丸加减,治疗痰浊上蒙所致之眩晕、心痛、迟脉、真心痛、脉痹等;苍耳子散合温胆汤,治肺窍不利的多寐、眩晕等。

5.注意事项

(1)开窍法仅适用于邪气盛实的闭证,脱证禁用。

(2)开窍方药应中病即止,不可过量,以防伤正。

(3)开窍法临床适用于邪实神昏的闭证,但临证还应结合病情,配伍清热、通便、清肝、熄风、辟秽等法。

(4)开窍剂都含有芳香挥发药物,剂型大多是丸、散等成药,不宜加热煎服。

(十)补心法

补心法是运用补益药物治疗心虚证的治法。临床因心脏气血阴阳损伤不同,分为补心血、补心气、温心阳、滋心阴四法。

1.常用药

补心血药用当归、熟地黄、丹参、鸡血藤、阿胶、何首乌、龙眼肉、紫河车、白芍、桑椹、大枣、枸杞子等;补心气药用人参、太子参、党参、黄芪、白术、茯苓、大枣、甘草等;温心阳药用桂枝、细辛、附子、干姜、薤白等;滋心阴药用西洋参、沙参、麦冬、五味子、女贞子、生地、玉竹、石斛、百合、制龟板等。

2.代表方

补心血用四物汤、酸枣仁汤、归脾汤等;补心气用四君子汤、养心汤、补中益气汤等;温心阳用苓桂术甘汤、桂枝甘草汤等;滋心阴用天王补心丹等。

3.适应证

心虚所致之心悸、眩晕、失眠、多梦、健忘、胸痹、脏躁、迟脉、脉痹等。

4.临床应用

补心血法主治心血不足,血不养心所致之心悸、失眠、多梦、健忘、眩晕、心悸、脉痹、心痛等,用四物汤、酸枣仁汤等;补心气法主治心气虚所致之心悸、心痛、脉痹、迟脉、失眠等,用四君子汤、养心汤等;温心阳法主治心阳虚所致之心悸、心痛、脉痹、迟脉、心水、失眠等,用苓桂术甘汤、桂枝甘草汤等;滋心阴法主治心阴亏虚所致之心悸、失眠、多梦、健忘、眩晕、心悸、脉痹、心痛等,用天王补心丹等。

5.注意事项

(1)临床应明辨心之气血阴阳何者为虚,恰当选用补心之方药。

(2)临床应根据气血阴阳之间的生理关系,结合病机特点,恰当选药,时机恰当,用量适宜。

(3)临床应用补心之法,防止虚不受补。

(十一)燮理阴阳法

燮理阴阳法是应用阴阳平补,以阴中求阳、阳中求阴的方法,针对年老体衰、阴阳两虚、阴阳失衡之肾阴虚、肾阳虚、肾气不足、命门火衰,心肾不交等,引起的临床证候。

1.常用药

熟地黄、生地黄、山药、山茱萸、枸杞子、五味子、龟板、沙参、天冬、麦冬、白芍、当归、墨旱莲、女贞子、阿胶、知母、黄柏、怀牛膝、人参、西洋参、党参、太子参、菟丝子、巴戟天、淫羊藿、鹿角胶、肉桂、炙附子等。

2.代表方

左归丸、右归丸、左归饮、右归饮、肾气丸、六味地黄丸、杞菊地黄丸、济生肾气丸、二至丸、大补阴丸、当归六黄汤、一贯煎、交泰丸、滋肾丸等。

3.适应证

女性、男性更年期,或久病大病阴阳不足、气血虚弱之人出现的心痛、心悸、迟脉、眩晕、不寐、多寐、健忘、脏躁等病证。

4.临床应用

肾阴虚所致腰膝酸软、眩晕耳鸣、失眠多梦、心悸、怔忡等,用六味地黄丸、杞菊地黄丸、当归六黄汤、左归丸、济生肾气丸等加减;肾阴虚,阴虚火旺,所致之五心烦热、口燥咽干、舌红少津、潮热盗汗、失眠不寐,用大补阴丸、杞菊地黄丸、酸枣仁汤合肾气丸加减;肾气不足,肾阳虚,腰酸乏力,下肢痿软,小便不畅、尿后余沥、尿失禁、夜尿频多等,用肾气丸、右归丸、滋肾丸合真武汤、潜阳丹;肾气不足,心肾不交,虚火上炎之心悸、不寐、脏躁等,用肾气丸、三才封髓丹、潜阳丹、交泰丸、酸枣仁汤、甘麦大枣汤、百合地黄汤等加减;肾气不足,肾不纳气,肺失肃降,咳喘短气,呼多吸少者,用肾气丸合潜阳丹、金水六君煎等加减。

5.注意事项

(1)燮理阴阳法多用于中老年人更年期阶段,尤其是女性更年期,因肾气快速衰退,导致阴阳失调,主要表现为肾阴肾阳之不平衡,女性以肾阴虚居多,男性以肾气虚、肾阳虚为主。因此燮理阴阳法慎用于年轻人群及儿童,如确需使用,也要掌握用量,通常用量要明显小于中老年人。

(2)对于脾胃虚弱者而言,滋阴之品多易碍胃,出现食少纳呆、大便不畅等,因此应配伍通调脾胃之品,如枳实、陈皮、茯苓、半夏,或和胃消导之品,如炒焦的神曲、谷芽、麦芽等。

(3)补肾(阳)之品多温燥,易助热伤津、伤阴,要注意阴阳平衡,于阴中求阳、阳中求阴,不可一味蛮补。

(4)中老年人肾气不足常见上热下寒,应注意此上热非实热或阴虚发热,而是心肾不交,肾水不能上济,心火不能下降而独亢于上所致,不宜单独大量投予滋阴寒凉之品清上焦,应配伍肉桂、黄柏等引火归原,使上下相交,水火平衡而取效。

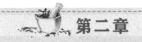

第二章

薛氏流派心系病理论与应用

第一节　流派发展

一、流派起源

创始人薛一涛教授认为,病机为阳虚邪实的心系病,可利用脐灸疗法温补心肾阳气,配合膏方及穴位贴敷驱邪外出。

因"心与小肠相表里",脐灸能更好沟通心与小肠功能和联络关系,增加疗效。在治疗冠状动脉粥样硬化性心脏病、高血压、心力衰竭、心律失常等疾病中获得很好疗效。

膏方是中医八种制剂的一种,历史悠久,在《黄帝内经》中就有关于膏剂的记载,它真正兴起于汉唐。因膏方更讲究因时、因地、因人的治疗原则,故在各地也形成了不同的学术流派。江苏省就流行着吴门、孟河、龙砂、山阳、金陵等流派,广东省也形成了岭南膏方的遣方特色。相对来说,山东省膏方的发展比较滞后,流派稀少,学术特色也不够突出,更没有地区膏方文化。因此,亟待推广膏方在山东省临床的应用。

薛一涛教授将脐灸特色外治技术与膏方内服疗法结合,后经三代传承创新。目前已形成利用脐灸温补心肾阳气,膏方结合病机,通过活血化瘀、养心安神、平肝补肾、活血利水,达到标本兼治、补虚泄实、缩短病程的特色疗法。

二、流派现状

(一)学术思想和临证经验的总结整理

1.依托薛一涛山东省名中医工作室建设项目

流派传承人收集整理名老中医论文、专著、视频,以及学生研究探讨薛一涛学术思想与临证经验的论文与著作、跟师笔记、读书临证心得等资料,学习薛一涛教授临床诊疗冠状动脉粥样硬化性心脏病、心律失常、心力衰竭、高血压等心系病的临证心得及用药经验,运用理论与数据相结合的方法系统对薛一涛教授的学术思想与临床经验进行总结。在学术经验继承方面,除正常跟师门诊、跟师查房外,流派传承人还在薛一涛教授指导下,参与医院及科室各项工作,以增加自己的中医药理论功底,进一步提升中医药文化底蕴。同时在薛一涛教授指导下,流派传承人不断探索,以达到指导临床疗效和技能技艺的水平,不但使流派学术经验和专长得以传承,而且使临床疗效得以提升,中医临床诊疗水平也在原有基础上有了较大的提高。

薛一涛教授有1个国家自然科学基金面上项目、1个山东自然科学基金面上项目、多个厅局级项目在研,工作室组成了以研究生为主力的科研团队,保证科学基金项目正常进行。除正常科研课题外,薛一涛教授还是山东中医药大学附属医院心病科学科带头人,同时承担着医院平台建设任务。山东省专科专病诊疗中心,山东省卫健委中西医结合防治常见病、多发病项目,国家区域诊疗中心等多个平台项目正处于建设期间。工作室会全力配合科技处、医务部,在平台建设方面承担主要工作。

2.依托名中医学术思想与临证经验的科学研究及成果

薛一涛教授参与《1级高血压中医专家共识》制定工作,并于2021年通过中华中医药学会团体标准评审;主编著作多部,其中《薛一涛教授临床经验集粹》已于2022年由人民卫生出版社出版。笔者主持参与的山东省中医药特色疗法整理项目《薛氏脐灸疗法治疗心系疾病特色技术》正在积极筹备,专项负责推进薛氏脐灸疗法治疗心系病的学术思想及疗法传承。姜永浩主持《薛一涛教授运用膏方治疗心系病的学术思想和临床经验的整理与研究》,总结、推广薛一涛教授膏方临床应用。

3.流派传承人从事心系病病机理论及相关研究

心系病的预防及治疗策略正在逐步完善,但我国心系病的防治现状仍不容乐观。当前心系病所致死亡仍居各种死亡病因的首位,因此,需要我们从新的角度探求心系病的防治方法。近年来越来越多的研究提示,肠道菌群及代谢产物与心系病风险存在密切关联。因此,在西医治疗基础上,结合应用脐灸疗法,可通过调理胃肠,治疗心系病。

薛一涛教授作为山东地区心血管方向的名老中医,在临床及科研上成果丰厚,也极其擅长应用膏方治疗冠状动脉粥样硬化性心脏病、高血压、心律失常、睡眠障碍、心力衰竭等心系病,在临床中取得了极好的效果。薛一涛教授及传承人承担国家自然科学基金 3 项、山东省自然科学基金 1 项。2021 年 10 月,薛一涛教授参与山东省重大科技创新工程《山东省重特大疾病"防诊控制康"示范工程——重大心血管疾病智能化精准诊疗新技术开发与示范应用》,目前该项目已经进入山东省科技厅最后一轮评审。笔者新获山东省中医药科技发展计划《基于"心肺肾同治"理论探讨复心合剂调控 NRF2/Hmox-1 抑制急性心梗后心力衰竭心肌细胞铁死亡的临床及实验研究》、山东省中医药特色疗法整理项目《薛氏脐灸疗法治疗心系疾病特色技术》,目前正在研究推进中。

创始人薛一涛教授认为,脐灸治疗的心系病病机应为阳虚邪实,利用脐灸温补心肾阳气的作用,可配合药物驱邪外出。同时"心与小肠相表里",脐灸可以更好沟通心与小肠功能和联络关系,增加疗效。针对高血压、冠状动脉粥样硬化性心脏病、心力衰竭、心律失常等心系病,在应用膏方活血化瘀、平肝补肾、利水消肿、养心安神治疗的基础上,结合脐灸疗法,通过调理胃肠、温补阳气,对疾病进行治疗。

(二)临床推广应用

薛氏流派心系病诊治临床推广应用主要依托山东中医药大学附属医院胸痛中心、山东省心脑血管病临床医学研究中心两大平台,薛氏脐灸疗法自 2006 年在山东中医药大学附属医院心病科应用以来,取得了很好的疗效。目前,薛氏脐灸疗法利用齐鲁中医药优势专科集群心血管群进行应用推广,收到了良好的反响。脐灸驱邪温阳结合膏方特色技术,明显改善了高血压、冠状动脉粥样硬化性心脏病、心力衰竭、心律失常、失眠、高脂血症等心血管患者中医症状积分、生活质量,在控制心血管危险因素的辅助下,有助于提高心功能、稳定血压,对心系病预后产生了积极影响,取得了很好的社会和经济效益。

(三)人才培养情况

薛一涛工作室自成立以来,工作室主要成员由 12 人组成,其中高级职称 4 人、中级职称 8 人,博士研究生 1 人、硕士研究生 11 人,中医心血管方向 6 人。工作室 1 人获得"山东省中医药高层次人才培育项目学科带头人"称号,1 人获"齐鲁卫生与健康杰出青年人才"称号。2020 年,流派继承人郝浩获得 2020 年"泰山学者青年专家"称号。

三、流派学术影响

(一)理论创新独具特色

齐鲁薛氏"驱邪温阳"疗法治疗心系病特色技术,以薛一涛教授学术思想与临证经验为核心内容,基于心系病本虚标实的病机认识,提出病机应为阳虚邪实,利用脐灸温补心肾阳气,配合穴位贴敷药物、活血通脉膏方、温阳利水膏方、平肝补肾膏方等驱邪外出。因"心与小肠相表里",脐灸能更好沟通心与小肠功能和联络关系,增加疗效。

(二)临床应用广泛

齐鲁薛氏流派依托心内科国家中医药管理局重点专科、山东中医药大学附属医院胸痛中心及山东省心血管病临床医学研究中心,从事中医临床与推广工作,并与其他临床医学研究分中心合作,面向社会广大患者,其特色疗法临床应用广泛,简单实效,效果显著。

(三)学术影响深远

齐鲁薛氏"驱邪温阳"疗法治疗心系病特色技术创始人薛一涛教授,已培养国家六批师承 1 人,省五级师承 4 人,博士、硕士研究生 83 名。齐鲁薛氏"驱邪温阳"疗法治疗心系病特色技术,通过几代传承人的努力,形成相对系统的理论体系,既继承了中医心与小肠同治、交通心肾、子午流注的治疗思路,又结合现代医学,通过调理肠道菌群,改善心系病的症状和预后,外治法与膏方内服法并用,弥补西医治疗的不足,疗效显著、临床应用广泛。这是反映中医临床优势的特色治法,为中医治疗心系病提供了新的思路,易于临床推广应用。

第二节　学术思想

一、心系病病机特点

(一)心肾为本

心系病迁延不愈,久之可致素体阳虚,损伤心阳,心阳不足,不能下温肾阳,肾阳亦虚。肾阳不足,气化失权,水气上犯凌心,使心阳愈虚。

心为阳脏,属火,能推动、温运血行。肾中阳气,为人身阳气之根本,能气化水液。心肾阳虚,心失温养、鼓动,故见心悸怔忡;运血无力,血行不畅而瘀滞,则唇甲青紫,舌质淡紫。肾阳不振,膀胱气化失司,水湿内停,泛溢肌肤,则见肢体浮肿,小便不利。阳虚故形寒肢冷,形神失于温养,则神疲乏力。

(二)痰饮、瘀血为标

心阳虚弱,无力推动血脉;肾阳虚弱,无力气化水液。心肾阳虚久之,则致其他脏腑虚衰。五脏虚衰则痰饮、瘀血内生。

1.痰饮

脏腑机能失常,气化失司,水液代谢障碍停聚而形成痰饮。肺、脾、肾及三焦等脏腑对水液代谢发挥着重要作用,其功能失常是痰饮形成的中心环节。如肺失宣降,津液输布失司;脾失健运,水湿内生;肾之阴阳失调,水液蒸化失常;三焦水道不利,津液失布等,均可导致水液代谢障碍,如湿聚、寒凝、气滞血瘀津停而成痰饮。

2.瘀血

血液的正常运行,主要与心、肺、肝、脾等脏腑的机能,气的推动与固摄作用,脉道的通利,以及寒热等因素密切相关。凡能影响血液正常运行、引起血液运行不畅或致血离经脉而瘀积的内外因素均可导致瘀血。

二、心系病主要治法

(一)补虚固本

心系病患者元气不足、体质虚弱、脏腑功能减退、气血精津亏虚或阴阳亏损,因此在治疗时应用攻伐之剂固护正气,以消除各种不足状态,恢复气血、阴阳、脏腑的正常功能,改善机体虚弱状态。

(二)驱邪治标

心阳亏虚,推动无力,不能发挥温煦推动之作用,从而出现寒凝脉结、气滞血瘀、痰浊上蒙心包等证,痰浊与血瘀常可转归、互结为病。阳虚不能温化水饮,痰浊可阻滞气机,气滞而致血瘀;心阳不足,温煦推动无力,血液不行而成瘀血,瘀血阻滞,又可致水饮失运而成痰浊;痰浊、瘀血二者又可相结为病,贯穿于心系病的整个阶段。因此在治疗时,应用活血通脉化痰促进瘀血、痰浊的消退。

三、特色疗法在心系病中的应用

(一)疗法概述

正常的机体,气血在经络中周流不息,循序运行。人体或局部气血凝滞,经络受阻,即可出现肿胀、疼痛等症状和功能障碍,此时灸治具有调和气血,疏通经络,活血通痹的作用。脐与任、督、冲、带四脉相连,与心相通,脐灸可以温通心阳。而且心与小肠相表里,因此脐灸能更好沟通心与小肠功能和联络关系,以增加疗效。

心主血脉,心气可以推动血液运行,以输送营养物质到达全身脏腑。血液的正常运化需要营气的帮助,同时也需要心气与心阳的作用。心的病理变化主要分为虚实两个方面,虚证为气血阴阳亏损,实证为痰、饮、水、瘀等阻滞。脾胃为气血生化之源,所化生的水谷精微灌注于心脉,荣卫心脏。若脾胃功能失调,则机体气血不足,气为阳,血为阴,气为血之帅,心阳阻痹,心气不足,会影响营血的正常运行,出现血瘀;反之,血瘀又会导致气滞,心系脉络不畅,不通则痛,久则致胸痹心痛。另外,脾胃功能衰退,不能运化水液,肝气疏泄功能失常,影响胆汁疏利,导致肝胆湿热,聚湿生痰,郁而化火,出现痰涎,痰火扰心,可致心气痹阻,心阳被遏,心失所养。故将膏方用于心系病患者时应注意温补心阳、理气通络、健运脾胃功能、清热化痰,疏肝利胆、调畅气血。

(二)应用范围及作用

脐灸配合神阙穴药物贴敷,膏方温补心肾阳气、利水活血、养心安神,两者结合可用于难治性心力衰竭、终末期低血压心力衰竭、心房颤动配合药物复律,消除心房颤动冷冻消融患者术后的低温损伤、改善心房消融后纤维化及心房基质改良;提高缓慢性心律失常心律,防止心源性晕厥的发生。对冠状动脉粥样硬化性心脏病心绞痛、经皮冠状动脉介入术围手术期患者,能够改善缺血再灌注损伤,纠正微循环障碍。针对老年单纯收缩期高血压,可补肾活血,改善睡眠,良好控制血压。

子午流注理论始源于《黄帝内经》中天人相应、经脉气血的流注规律。中医学认为人体的阴阳之气随昼夜变化发生节律性改变,白天阳气盛,夜晚阴气盛,心系病的发生也与阴阳的昼夜变化密切相关。正所谓"心病者,日中慧,夜半甚,平旦静",心经时辰为午时,于每日11:00~13:00更可增加脐灸疗效。临床应用中包括高血压、冠状动脉粥样硬化性心脏病、心力衰竭、心律失常在内的心系病患者,应用子午流注脐灸疗法。"驱邪温阳"脐灸结合膏方疗法对心系病患者中医症状积分、生活质量有明显改善,可通过控制心血管危险因素,提高心功能、稳定血压,对心系病预后产生积极影响。

(三)特色疗法治疗心系病的优势

心系病的预防及治疗策略在逐步完善,但我国心系病的防治现状仍不容乐观。据统计,当前心系病所致死亡仍居各种死亡病因的首位,在城市占居民总死亡的42.61%,在农村占村民总死亡的45.01%。因此,需要从新的角度探求心系病的防治方法。创始人薛一涛教授认为,心系病的病机应为阳虚邪实,利用脐灸温补心肾阳气,配合膏方及穴位贴敷药物驱邪外出。因"心与小肠相表里",脐灸能更好沟通心与小肠功能和联络关系,增加疗效。心力衰竭治疗已达到平台期,最新指南除了达格列净的加入和更为精细的管理,目前没有革命性药物出现,尤其终末低血压心力衰竭,很多治疗受限,如利尿剂耐药、不敏感。

脐灸配合膏方温补心肾阳气、利水活血,无耐药性。心律失常中心房颤动因需长期抗凝,引起脑血栓等致残疾病,近年来备受关注。膏方配合脐灸治疗阳虚水泛、痰凝扰神型心房颤动在临床大量应用,其作用机制一是可以协助药物复律,二是冷冻消融患者术后的低温损伤造成的空白期。齐鲁薛氏"驱邪温阳"疗法治疗心系病特色技术可以改善心房消融后纤维化及心房基质改良,消除冷冻消融后心肌损伤水肿,减少复发。对缓慢性心律失常,可协助提高心率,防止心源性晕厥的发生。

冠状动脉粥样硬化性心脏病心绞痛、经皮冠状动脉介入术围手术期患者,随着介入水平的提高,急诊再灌注治疗逐年上升,已经高达 50%,但是病死率却没有随之降低,反而升高。究其原因为血管重建没有血流重建、再灌注损伤和微循环障碍。齐鲁薛氏"驱邪温阳"疗法治疗心系病特色技术在术后温补心阳,助心行血,配合药物活血通络,改善微循环,能够改善缺血再灌注损伤,纠正微循环障碍。老年单纯收缩期高血压,单纯西药降压往往脉压差大,常常收缩压>24.0 kPa(180 mmHg),舒张压<8.0 kPa(60 mmHg)。创始人薛一涛认为其病机为肾气不足,气虚血瘀。脐灸温补一身元阳,配合膏方补肾活血,改善睡眠,患者依从性好。

齐鲁薛氏"驱邪温阳"疗法治疗心系病特色技术自 2006 年在山东中医药大学附属医院心病科应用以来,取得了很好的疗效,现在齐鲁中医药优势专科集群心血管群应用推广,收到良好反响。该疗法对高血压、冠状动脉粥样硬化性心脏病、心力衰竭、心律失常、失眠、高脂血症等心血管患者中医症状积分、生活质量有明显改善,辅助控制心血管危险因素,提高心功能、稳定血压,对心系病预后产生积极影响。

第三节　脐 灸 疗 法

一、脐的解剖

脐在胎儿时期,表面包有羊膜,内有一对脐动脉、一条脐静脉及结缔组织。

胎儿出生切断脐带包扎后,脐动脉与脐静脉逐渐封闭。脐静脉在脐到肝的一段成为肝圆韧带,肝后缘到下腔静脉间的一段成为静脉韧带。脐动脉封闭后所残存的遗迹居脐外侧壁之中,成为脐外侧韧带。脐的结构从外至内依次为皮肤、致密瘢痕组织、脐筋膜和腹膜壁层。内部是小肠,脐部腹壁下有动脉、静脉分支。脐区受第10肋间神经的前皮支的内侧支支配。

脐部靠近腹腔和盆腔,此处有腹腔丛、肠系膜间丛、腹下丛及盆腔丛等自主神经的主要神经丛存在,还有最主要的神经节,如腹腔节、肠系膜节、主动脉肾节、肠系膜下节等。它们支配腹腔和盆腔内所有的脏腑器官和血管。

可见,脐部既是人体最重要的部位,也是最敏感,最有利于药物吸收的部位。

二、脐的生理

脐居正中,如门之阙,神通先天,因此中医学称脐中为"神阙"。神阙穴是生命力居住的地方。当胎儿在母体中生长、发育时,均依靠脐带的供血和营养输送,以维持胎儿的生命活动,所以古代医家把脐看作先天之本、生命之本源。

(一)脐与奇经八脉的关系

脐是奇经八脉中任脉的要穴,又名脐中、气舍、维会、命蒂、前命门等。脐与十二经脉相连,也与脏腑和全身他处相通。

奇经八脉指督、任、冲、带、阴跷、阳跷、阴维、阳维8条经脉。其中除任脉外,还有3条经脉直接与脐有关联。一是督脉,《素问·骨空论》载曰:"其少腹直上者,贯脐中央,上贯心,入喉……"。二是带脉,《灵枢·经别》载曰:"当十四椎出属带脉"。三是冲脉,《素问·骨空论》载曰:"冲脉者,起于气街,并少阴之经,挟脐上行,至胸中而散。"

1.脐与任脉

任脉为阴脉之海,对全身阴经脉气有总揽、总任的作用,其脉气与手足各阴经相交会。足三阴与任脉交会于关元、中极,阴维与任脉交会于天突、廉泉,冲脉与任脉交会于阴交,足三阴经脉上交于手三阴经脉。因此,任脉与所有阴经相连,同时任脉本身行脐中,脐也就通过任脉与全身的阴经相联通。此外,据《奇经八脉考》,任脉"会足少阳冲脉于阴交",会手太阳、手少阳、足阳明于中脘,会手足阳明、督脉于承浆,这说明了脐又通过任脉与小肠经、三焦经、大肠经、胆经、胃经、督脉等相联通。

2.脐与督脉

督脉为"阳脉之海",能"总督一身之阳",它的脉气在大椎处又与手足三阳经相交会,在第2腰椎处与环腰1周的带脉相交,又与阳维脉交会于风府、哑门。同时,督脉本身起于少腹之下,循阴器入腰络肾,循阴器上少腹,贯脐,过脐中央,故脐可通过督脉与诸阳经相联系。

3.脐与带脉

带脉横行腰腹之间,能"约束诸经",足部的阴阳经脉都受带脉的约束。由于带脉于腰部相交于督脉,行于腰腹,使腰腹部成为冲、任、督、带脉脉气汇集之处。故脐又可通过带脉与足三阴经、足三阳经及冲、督相联系。

4.脐与冲脉

冲脉上至头,下至足,贯穿全身,为"十二经之海""五脏六腑之海",能调节十二经气血。其脉气在头部灌注诸阳,在下肢渗入三阴,并与肾经相并上行。故脐可通过脉与十二经脉相通。

总之,任、督、冲"三脉一源而三岐",任、督、冲、带四脉脉气相通,共同纵横贯穿于十二经之间,具有调节正经气血的作用,故神阙穴可通过奇经八脉通周身之经气。

(二)脐与五脏经脉的关系

1.脐与心

《素问·骨空论》曰:"督脉者……其少腹直上者,贯脐中央,上贯心,入喉……"另外,脐也通过督脉之贯脊入脑而"络于脑"。可见,脐与心脏、脑相通。

2.脐与肝

《灵枢·营气》曰:"其支别者,上额,循巅,下项中,循脊,入骶,是督脉也;络阴器,上过毛中,入脐",解剖学表明脐下腹膜有丰富的静脉网,联结于门静脉(肝脏)在胎儿时期,脐静脉直达肝脏。可见,脐与肝通。

3.脐与脾

《灵枢·经筋》曰:"足太阴之筋……聚于阴器,上腹结于脐",冲脉挟脐上行,脾经之公孙穴通于冲脉,可见脐与脾通。而脾为后天之本,脐为后天之气舍,两者生理功能相连。

4.脐与肺

《灵枢·营气》曰:"故气从太阴出……入脐中,上循腹里,入缺盆,下注肺中,复出太阴。"又肺脉络大肠,而《灵枢·肠胃》曰:"回肠当脐左环",另据经脉循行,足少阴肾经挟脐上行入肺中。此外,脐属任脉,而肺经之络穴列缺通于任脉,故脐与肺脏、肺经相通。

5.脐与肾

《灵枢·经别》曰:"足少阴之正……上至肾,当十四椎出属带脉",而带脉前平脐部。故肾与肾纽河通过带脉通脐。另外,足少阴肾经挟脐上行,肾为先天之本,脐实为先天连母之根。《幼幼新书》也有脐近肝脾肾三阴之说。

(三)脐与六腑经脉的关系

表里、脏腑、经脉之间的络属关系,决定了脐既然与五脏相通,也就与六腑相通。

1.脐与胃

脐当胃下口。《灵枢·经脉》曰:"胃足阳明之脉……其直者,从缺盆下乳内廉,下挟脐,入气冲中"。《黄帝八十一难经·二十八难》曰:"冲脉者,起于气冲,并足阳明之经,夹脐上行,至胸中而散也。"可见脐胃相连。

2.脐与胆

脐属任脉,任脉会足少阳于阴交;督脉贯脐中央,会足少阳于大椎;带脉过脐,会足少阳于带脉、五枢、维道。故脐可通过任、督、带脉与胆相关。

3.脐与大肠

脐之深部直接与大肠连接。《灵枢·肠胃》曰:"回肠当脐左环",可见脐与大肠相连。

4.脐与小肠

《灵枢·肠胃》曰:"小肠后附脊,左环回日迭积,其注于回肠者,外附于脐上。"故脐与小肠相系。

5.脐与三焦

《黄帝八十一难经·六十六难》曰:"脐下肾间动气者,人之生命也,十二经之根本,故名曰原。三焦者,原气之别使也,主通行三气,经历五藏六府。原者,三焦之尊号也。"《黄帝八十一难经·三十一难》:"中焦者……其治在齐傍;下焦者……其治在脐下一寸,故名曰三焦。"故脐与三焦相通。

6.脐与膀胱

《灵枢·经别》曰:"足少阴之正,至胸中,别走太阳而合,上至肾,当十四椎出属带脉",带脉过脐,故足太阳膀胱经可通过带脉与脐相通,从而也影响到膀胱之气化功能。

综上所述,脐为先天生命之根、经络之总枢、经气之汇海、人体之要处。

三、脐的病理

神阙穴位于任脉,而任脉属于阴脉之海,与督脉相表里,共同管理人体的诸经百脉,所以脐和诸经百脉相通。脐又为冲脉循行之所,且任、督、冲三脉经气相通,由于奇经八脉纵横,贯穿于十二经脉之中,联系全身经脉,因此五脏六腑、四肢百骸、五官九窍、皮肉筋骨,均可影响于脐。肾间动气,下出丹田,丹田在脐下3寸,方圆4寸,为冲任二脉向上循行必经之地,因而在某些疾病情通于冲任而形诸于脐腹,于体征上则筑筑然动于脐旁上下左右,甚则连及虚里心胁,而浑然掁动,此气血大亏,以致肾气不纳,鼓动于下而作也。

综上所述,可见脐为生气所系,内通五脏,而关系于肾,有极为重要的生理意义,而当脐动则是病理表现,反映冲脉动态,凡肾虚冲逆及其他脏腑变化,都于冲脉动态上体现出来。

四、脐疗的治病原理

脐疗是通过脐部对药物的吸收,激发经络之气,以疏通经络,调和气血,调整脏腑的阴阳平衡,从而达到治疗目的的一种疗法。关于其治疗机制,主要有以下看法。

(一)通过经络的作用

中医认为,人体是一个内外统一的有机整体,体表与内脏,由于经络的纵横交错,外与皮肤肌腠相连,内与五脏六腑相接,以联系全身各部,抗御外邪,内养脏腑。并在大脑皮质的指挥下,全身的各器官、各系统既分工负责,又互相协调,以维持经脉、脏腑的正常生理功能活动。由于经络有运行气血、调节脏腑的功能,所以人体才能气血调畅、阴阳平衡、安宁无病。若人体受外邪或内伤,影响了脏腑的阴阳平衡,发生了病变,可根据疾病寒、热、虚、实的属性不同,分别运用"寒者热之,热者清之,虚则补之,实则泻之"的原则,选用相应的药物敷贴于脐中穴上,通过药物不断刺激脐穴,以疏通经络,调理气血,从而达到补虚泻实,调整脏腑的阴阳,使人体各种功能趋于平衡,达到康体愈病的目的。这一机制与针灸疗法一样,都是根据经络的调衡原理而形成的。

(二)通过神经的作用

在穴位(包括脐中穴)的各层组织中,往往具有丰富的神经末梢、神经丛和神经束。根据各家对经络的见解,都认为经络与外周神经、中枢神经、神经节段有着密切的关系,因而药物贴脐作用于经络的同时,也必然作用于神经。现代研究表明,不断地刺激(包括药物)脐部皮肤,会使脐部皮肤上的各种神经末梢进入活动状态,可调节人体的神经、体液调节作用和免疫功能,改善各组织器官的功能活动,达到防病治病的目的。

(三)提高免疫功能的作用

历代针灸文献认为,脐中穴是强壮保健常用穴位,具有健脾益胃、温补下元、益气固脱的作用。对虚脱患者在神阙穴艾灸,常使患者回阳复苏。其机制在于借助药物刺激脐穴的皮肤,通过神经反射作用,激发机体的调节功能,从而增强人体的抗病能力和防御功能,故能防病治病。

(四)药物本身的作用

中医治病的方法有内治法和外治法。无论是内服药物或外用药物,都可以调整人体的阴阳平衡,促进身心健康。药物贴脐是使药物通过脐穴皮肤的渗透和吸收作用,使药物进入血液,参与血液循环,发挥治疗作用。同时通过药物对脐穴的刺激,以激发经络之气,通过血管的吸收和输送,发挥明显的药理效应。虽然给药途径和方法与内治法不同,但其治疗疾病的原理是一致的,实为殊途同归。

一般情况下,内服某药能治某病,用某药敷脐同样能治某病。如内服芒硝可治便秘,用芒硝敷脐也能治便秘。但有时也有例外,即外用某药敷脐能治某病,但内服药却不能治某病,如葱白敷脐可治便秘,但葱白内服却不能治便秘;又如用苍术、白芷、川芎等量研末内服治疟疾效果欠佳,但外用敷脐 3 次后疟原虫消失率可达 100%。治疗同一种疾病,因脐部用药不同,疗效也有差异,只艾脐灸部和敷药后再艾脐灸部,患者的反应也常有不同。这说明,药物贴脐,既有药物对脐部的刺激作用,又有药物本身的作用,而且在一般情况下,往往是 2 种作用的综合,是在触发、调动和增强机体的组织能力的前提下同时实现的,其实质是一种综合的调节作用。

五、脐疗的用药原则

中医学认为,阴平阳秘,精神乃治。人体健康是阴阳平衡的结果,由于外感六淫、内伤七情等致病因素,致使阴阳失去平衡,产生了疾病。因此,治疗就是通过药物、针灸等方法,来调整失去平衡的阴阳。无论内治法,还是外治法,均是这个道理。

"外治之理,即内治之理,外治之药,亦即内治之药,所异者法耳。"这是对外治法用药原则的高度概括论述。脐疗也大多以此原则进行选药施治,如脐疗中用五倍子酸敛以止汗,用胡椒温中以止泻,用大黄通腑治便秘,用厚朴行气以治腹胀,用甘遂逐水以消肿;再如,治疗风寒感冒用杏苏散,治风热感冒用桑菊饮,治时行感冒用银翘散,这和内治法的选用药一致。还有以辨证论治理论为指导,随症状的不同,加减用药,如有人将神曲、麦芽、焦山楂、炒莱菔子、鸡内金等消食导滞药组成基本方,治疗小儿面黄肌瘦、食纳不振、消化不良,如兼症见有乳食停滞,则在基本方上加用陈皮、酒大黄,水湿闭脾加白扁豆、薏苡仁,先天不足加人参、干姜、甘草,脾胃虚弱加党参、山药、白术,恶心、呕吐加半夏、藿香、枳壳,大便稀加苍术,虽然这样的用药方法显得复杂了,但是也反映出脐疗的用药原则是与内治法一致的。

毒性大的药物如水银,刺激性大的药物如斑蝥,虽然都曾有人用于脐疗,但是理想的治疗药物应是无毒高效,脐疗的用药也应是这个原则。斑蝥刺激性大,形成水疱易被感染,用于脐疗也影响继续治疗。除非只有这些毒性药物才能治疗那种病,或者只有这些毒性药物的疗效才好,否则毒性大、刺激性大的药物应禁用于脐疗。

六、脐灸疗法的分类

在脐部进行艾灸的方法称为脐灸法。脐灸法主要有直接脐灸法、间接脐灸法。

(一)直接脐灸法

1.艾炷脐灸法

将大小适宜的艾炷直接放在脐部进行艾灸的方法称为艾炷脐灸法。施灸壮数因病、因人而异,注意不要烫伤皮肤。

2.灯火脐灸法

用灯芯草蘸麻油燃着,迅速烧灼肚脐的方法称为灯火脐灸法。该法手法必须迅速,一触及皮肤便即离去,多用以治疗小儿科疾病,如脐风、惊痫、小儿惊风、食积、厌食等。

3.艾条温和脐灸法

将灸条的一端点燃,对准脐部(距皮肤 2~3 cm)进行熏烤的方法称为艾条温和脐灸法。该法要求使患者施灸局部有温热感而无灼痛为宜,一般每处灸5~10分钟,以皮肤出现红晕为度。温和灸多用于灸治慢性病。

4.艾条回旋脐灸法

将艾条点燃的一端与脐部的皮肤虽然保持一定距离,但不固定,而是向左有方向移动或反复旋转地施灸的方法称为艾条回旋脐灸法。该法多用于灸治慢性病。

5.艾条雀啄脐灸法

将艾条点燃的一端与脐部的皮肤并不固定在一定距离,而是像鸟雀啄食一样,一上一下活动地施灸的方法称为艾条雀啄脐灸法。该法多用于灸治急性病。

(二)间接脐灸法

用药物或其他材料将艾炷与脐部的皮肤隔开,进行施灸的方法称为间接脐灸法或隔物脐灸法。所用间隔药物或材料很多,如以生姜间隔者称隔姜脐灸法;以蒜间隔者称为隔蒜脐灸法;用食盐间隔者称隔盐脐灸法;以附子间隔者称隔附子脐灸法;还有以其他药物研末填脐,或制成药饼盖于脐上,称为隔药饼脐灸法。常用的有以下几种。

1.隔姜脐灸法

将鲜姜切成直径2～3 cm,厚0.2～0.3 cm的薄片,中间以针刺数孔,然后将姜片置于脐部,再将艾炷放在姜片上点燃施灸,或将药物研末,填于脐部,再在上方盖一姜片施灸。当艾炷燃尽,再易炷施灸,灸完所规定的壮数,以使皮肤红润而不起泡为度。该法有温胃止呕、散寒止痛、温肠止泻的作用,常用于虚寒性疾病,如寒性呕吐、腹痛、急慢性泄泻、痛经、宫冷不孕、阳痿、遗精、早泄、精少不育、精液不液化、风寒痹痛等。

2.隔蒜脐灸法

用鲜大蒜头,切成厚0.2～0.3 cm的薄片,中间以针刺数孔(捣蒜如泥亦可),置于脐部,然后将艾炷放在蒜片上,点燃施灸。待艾炷燃尽,易炷再灸,直至灸完规定的壮数。此法有清热解毒、杀虫等作用,多用于治疗外科疮毒、肺痨、瘰病、腹中结块等。

3.隔盐脐灸法

用干燥的食盐(以青盐为佳)填敷于脐部,或于盐上再置一薄姜片,上置大艾炷施灸。多用于治疗伤寒阴证或吐泻并作、中风脱证、急性寒性腹痛、痢疾、四肢厥冷、虚脱等。此法有回阳、救逆、固脱之力,但须连续施灸,不拘壮数,以期脉起、肢温、矢气而作。

4.隔葱脐灸法

用新鲜的葱茎,捣烂制成饼状,填敷于脐部,上置大艾炷施灸。多用于治疗伤寒阴证或吐泻并作、中风脱证、急性寒性腹痛、痢疾、泄泻、四肢厥冷、虚脱、阳痿、早泄等。此法有散寒止痛、温阳救逆、回阳固脱的功效。

5.隔核桃皮脐灸法

用沉香、木香、丁香、乳香、麝香、穿山甲共为末,取适量装入半圆的核桃壳内,放于脐部,以面粉糊护卫周边,上用荷叶覆盖,以艾炷灸之,以感到热气从脐部入腹内为度。此法有温胃止呕、散寒止痛、温肠止遗的作用,常用于治疗寒性呕吐、腹痛、急慢性泄泻、痛经、闭经、宫冷不孕、阳痿、遗精、早泄、精少不育、精液不液化、遗尿、遗精等。

6.隔槐树皮脐灸法

将槐树皮做成钱币大小的薄片,并穿数孔,放于脐上,再放艾炷直接灸;或者脐中放有药物,药物上再放一大小适宜的槐树皮,槐树皮上放艾柱直接施灸。此法可健脾胃,提高机体抗病能力。

7.隔药饼(膏)脐灸法

将药物研末,制成药饼或药膏放于脐上,称为隔药饼(膏)脐灸法。

8.隔附子饼脐灸法

将附子研成粉末,用酒调和做成直径约 3 cm、厚约 0.8 cm 的附子饼,中间以针刺数孔,放在脐部,上面再放艾炷施灸,直至灸完所规定壮数。附子辛温大热,有温肾补火的作用,故用来治疗各种阳虚病证,如外科疮疡久溃不愈、阳痿、早泄、宫冷不育、精冷不育、精液不液化症等阳虚证。

七、脐灸疗法在治疗心系病中的应用

(一)适用范围

1.冠状动脉粥样硬化性心脏病心绞痛适应范围

(1)符合冠状动脉粥样硬化性心脏病心绞痛的诊断标准与证候诊断标准。

(2)冠状动脉粥样硬化性心脏病经皮冠状动脉介入术手术、围手术期患者;冠状动脉粥样硬化性心脏病微循环障碍患者。

(3)心电图表现为 ST 段压低或 T 波倒置,心绞痛发作频率每周≥2 次。

(4)年龄 30～80 岁。

(5)中医辨证按照《全国高等医药教材建设研究会规划教材-中医内科学》有关内容及参考《中药新药临床研究指导原则(试行)2002》。病机为阳微阴弦,辨证为阳虚寒凝血瘀者。

2.高血压适应范围

(1)符合中西医诊断标准者。

(2)年龄 18～80 岁。

(3)单纯收缩期高血压,收缩压≥18.7 kPa(140 mmHg)和(或)舒张压 <12.0 kPa(90 mmHg)者。

(4)中医辨证为肾气亏虚证。

3.心力衰竭适应范围

(1)符合慢性心力衰竭的诊断标准。

（2）年龄 40～80 岁。

（3）纽约心脏协会心功能分级为Ⅱ～Ⅳ级。

（4）意识清晰，可正常沟通交流。

（5）中医辨证为阳虚水泛证。

4.心律失常适应范围

（1）符合心房颤动诊断标准，慢快综合征的患者；或心房颤动消融术后恢复期的患者。

（2）符合频发室性期前收缩诊断标准。

（3）符合逸搏心律、高度传导阻滞的患者。

（4）年龄 30～80 岁。

（5）中医辨证为心阳不足，心神失养证。

（二）使用禁忌

（1）年龄＞80 岁。

（2）排除高血压脑病、失代偿性心力衰竭、合并急性冠脉综合征、心源性休克、急性心肌炎、严重心律失常伴血流动力学改变等可能危及生命疾病的患者。

（3）急性脑血管疾病者。

（4）患恶性肿瘤者。

（5）合并肝肾、内分泌、血液系统等严重原发性疾病者。

（6）伴有发热、严重感染、水电解质紊乱、严重糖尿病者。

（7）对艾灸过敏者，对研究所用药物存在过敏反应或过敏体质者。

（8）合并精神疾病，无法接受随访或失访可能性较大，治疗依从性差者。

（9）哺乳期、妊娠期女性。

（10）中医辨证为阴虚火旺证、实热证。

（三）应用规范

（1）制备脐灸粉和姜汁，采用微粉机进行粉碎，然后二次过筛，最后封装保存。

（2）按子午流注时辰表，操作于每日中午 11:00～13:00 进行。

（3）患者仰卧位，暴露脐部，先用生姜汁调面粉成面团（揉成光滑均质状态），取约 50 g 的面团捏成均质状态的面碗状（直径约 3.5 cm，高约 2 cm），用酒精消毒的中性笔笔杆（取出笔芯）对准面碗中心处戳一孔（直径约 1.2 cm），将面碗放置脐上，然后取脐灸粉 2.4 g 以 1.2 mL 生姜汁调和呈非流动的膏状，填满中孔，将艾炷(直径约1.5 cm,高约1.5 cm)置于药末上,连续施灸6壮,约1小时。灸后用医用胶布封住药末,隔日自行揭除,温水清洗拭干。嘱患者灸后饮食宜清淡避免海鲜生冷,女性避开经期。1周3次,4周为1个疗程。

注:患者均在有艾烟处理设备(新风系统)的灸疗室接受脐灸。

(四)注意事项

1.注意体位,仰卧取穴

本法施治时,宜嘱患者仰卧于床上,裸衣露脐,取药物填纳或敷贴于脐孔内,外以纱布覆盖或胶布贴紧。若体位不对,如用侧位,则易药物流失或泄污皮肤。

2.严格消毒,预防感染

治疗之前,一般宜用75%医用酒精按常规消毒法在脐部及四周皮肤上进行灭菌消毒,以免药物刺激损伤皮肤而导致细菌或病毒感染。

3.认真覆盖,束紧固定

本法填纳或敷贴药物入脐之后,通常医者宜用消毒纱布、蜡纸或宽布带盖于脐上,外以胶布或橡皮膏贴紧固定,也可用绷带或宽布条束紧固定之。以免药物流失,或药物脱落而影响疗效。

4.询问病情,防止毒性反应

本法施药治疗之前,宜详细了解患者全身情况,并询问药物过敏史、孕育及胎产史,避免药物过敏反应,或引起堕胎流产等医疗事故发生。

5.注意保暖,预防受凉

本法一般在室内进行施药,在冷天或严寒季节施药时,室内宜生火取暖,或覆盖衣被保温;医者应快速操作,以免患者受凉感冒,尤其体虚患者、老年人及小儿更应注意。

6.间断用药,疗程宜短

本法常有一些有刺激性或辛热性药物敷贴于脐上,贴药之后可有局部皮肤发痒、灼辣,甚至发生疱疹等现象。为了有效地减少上述缺点,通常用药剂量不宜过大,更不应连续长期使用刺激性的药物。所以在治疗过程中,提倡间歇使用,每个疗程之间休息3~5天。如发生皮肤水泡者,可用消毒针挑破,外擦紫药水。

第四节 膏 方 疗 法

一、膏方的概念和起源

膏方又称膏剂、膏滋方、煎膏剂,是中医汤、丸、散、膏、丹5大主要剂型的其中之一。膏方有内服和外用的区别,内服膏剂是由汤药浓缩变化发展而来的,目前常说的膏方大多指的是内服膏剂,有滋补调养和治病防病的作用。本书主要是指内服膏方,即"膏滋",它是由医师根据患者体质与所患病证,辨证与辨病结合在一起,定制出来的不同处方,用来对身体进行全面整体的调理,是中医所独有的调补方式。外用膏剂是中医外治法的一种,一般称为膏药,是将药物施于患者体表某部位,通过药物的消炎防腐、通经走络、行滞去瘀、祛风散寒的功能,从而达到治疗的目的,多数用来治疗外科疮疡疾病,对部分内科、妇科疾病也有疗效。

首次提到膏方的是东汉时代的《神农本草经》,这本书是我国第一部药学专著,书中强调中药加工要根据药物性质和治疗需要选择适合的剂型,其中就有适宜做膏的。膏方历史悠久,其源头可追溯到《黄帝内经》和《五十二病方》。《黄帝内经》中载有2张膏方;《五十二病方》是我国现存最早的方书,书中记载膏剂30余方。之后的《武威汉简》中有治百病膏药方、治千金膏药方等,也是可用于内服的膏方;南北朝陈延之《小品方》载有单地黄煎;唐代孙思邈《备急千金要方》载有金水膏;宋代以来,医著所载膏方无数,如琼玉膏、御颜膏、银杏膏等。

早期称为膏或煎的内服方,主要是用来治病的,而不是滋补的。到了六朝隋唐时期的文献中才见到一些滋润补益类膏方。人们在临床上逐渐认识到滋补类方药制作成膏剂服用有一定的优越性,以后用于滋补的膏剂方就逐渐多了起来。

宋朝时膏逐渐代替煎,基本沿袭唐代风格,用途日趋广泛,如南宋《洪氏集验方》收载的琼玉膏,沿用至今。同时,膏方中含有动物类药的习惯也流传下来,如《圣济总录》的栝楼根膏,此时的膏方兼有治病和滋养的作用。

明清时期膏方进入成熟阶段,表现为膏方的命名正规、制作规范,膏专指滋补类方剂,煎指水煎剂。同时数量大大增加,临床运用更加广泛。

明朝膏方各类方书广为流传。据记载,它们的组成大多较为简单,流传至今的著名膏方有洪基《摄生总要》的龟鹿二仙膏、龚廷贤《寿世保元》的茯苓膏及张景岳《景岳全书》的两仪膏等。这些膏方延续至今,被人们广为接受。

到了清代,膏方不仅在民间流传,在宫廷中也被广泛使用,如《慈禧光绪医方选议》有内服膏方近 30 首,具有代表性的有延年益寿膏、菊花延龄膏、保元固本膏、资生健脾膏等。晚清时膏方组成逐渐复杂,如《张聿青医案·膏方》中,膏方用药往往已达二三十味,甚至更多,收膏时常选加阿胶、鹿角胶等,并强调辨证论治,对后世医家的影响较大,为现代膏方奠定了基础。

中华人民共和国成立以来,膏方的研制及运用得到较大的发展,膏方的数量迅猛增加,膏方的临床运用范围扩大到内、外、妇、儿、五官等各科。

二、膏方的特点和功效

膏方最大的特点是因人处方、辨证论治、对症下药、综合调理、针对性强,非一般补品可比。膏方在补的同时强调疏导,其主要作用是补充正气,防治疾病,延年益寿。其配方用药讲究,加工工艺独特。随着现代科技的迅速发展,制作膏方的速度越来越快。膏方一般由 20 余味的中药组成,属于大方、复方范畴,并且服用的时间较长,因此制定膏方时应更加注重针对性。所谓针对性,是指应该针对患者的疾病性质和体质类型来进行处方调理。另外,膏方中多含补益气血阴阳的药物,性质比较黏腻。如果不考虑实际情况,一味纯补峻补,往往会妨碍气血的运行,妨碍脾胃功能,对健康没有益处,所以配伍用药尤为重要。需要注意如下几个方面。

(一)辨证施治,整体调理

人体体质的虚弱,是病邪得以侵袭、疾病得以产生的主要原因,也是最根本的原因,而体质会因为年龄、性别、生活境遇、先天禀赋、后天调养等多种原因的不同而各有差异,所以选方用药方面也因人而异。如老年人脏气衰退,气血运行迟缓,多虚多弱,膏方中除滋补以外,多辅以行气活血的中药;女子最重要的脏器是肝,并且容易肝气郁滞,因此应该辅以疏肝解郁的中药;小儿为纯阳之体,不能过早服用补品,如果确实需要,大多应用甘淡的中药调养,如四君子汤等;中年人压力负担堪重,又被七情劳逸所伤,治疗时多需补泻兼施。除此以外,又有诸多个体差异,都需要详细分析,根据每个人的具体情况,来拟订不同的治疗计划。医者通过对患者的病情与体质进行详细诊查,望、闻、问、切四诊合参,从整体出发,全方位辨证施治、立法处方,君臣佐使合理配伍,注重对患者气血阴阳的综合调治,使患者阴阳达到新的平衡,从而避免和减慢疾病的发生、发展。因此,与一般的汤剂不同的是,膏方更注重整体调治,多为大型复方,药味相对较多,兼顾面广,适合治疗比较复杂、病程较长的疾病。临床定制膏方,一人一方,针对性强,疗效稳定。

(二)扶正补虚,攻补兼施

利用药物的特性来纠正人体气血阴阳某方面偏盛偏衰,来达到"阴平阳秘,精神乃治"的状态,这是中医养生和治病的基础思想,也是依照患者具体情况来调制膏方的主要原则。中老年人脏气渐衰,运化不及,常常呈现虚实夹杂的复杂病理状态。如果对此忽略不见,一味投补,补其有余,实其所实,往往会适得其反。所以膏方用药,不仅要考虑"形不足者,温之以气""精不足者,补之以味",还应该根据病者当下的具体症状,针对气滞、瘀血、痰饮等病理产物,适当地运用行气、活血、化痰之品,疏导其气血,令其条达,而致阴阳平衡。明清以后,膏方的应用逐渐偏于补益,补益药是膏方最主要的组成部分,是膏方处方中的君药。膏方能针对脏腑虚损和阴阳气血的不足进行补充,最终使人体阴阳平衡,气血条畅,五脏六腑平衡。膏方药性和缓而且持久,对于各种虚证有独特功效。但膏方强调整体调治,并不同于其他补药、补方,它在补充的同时也会根据患者的具体状态来增加行气活血等中药,补攻兼施。

(三)以喜为补,调理脾胃

"食物自适者即胃喜为补"是临床药物治疗及食物调养的重要法则,同样适合于膏方的拟订。口服膏方后,如果脾胃功能正常,能消化吸收,就能达到补益的目的。所以制定膏方,都应该增加健脾的中药,如陈皮、肉豆蔻等,来恢复和增强脾胃功能;此外还可以应用助消化的中药来消除补药之黏腻。中医习惯在服用膏方前,服一些"开路药",消除宿食或健脾开胃,顾护脾胃的运化功能,充分体现了中医的整体观念。脾胃功能正常之后,气血充足,即可祛除病邪,这样人体的正气才会充足,身体才能健康。

(四)通补相兼,动静结合

服用膏方的时候,既不能一味呆补,又不宜孟浪攻泄,而常取通补相兼、动静相合的方法。民间常以驴皮制膏进补,常常会有腹胀、便溏等不良反应发生,多因驴皮膏不符合"通补相兼、动静结合"的原则。补品为中医理论中的"静药",必须配合辛香走窜的"动药",动静相结合,才能补而不滞。临床可针对中老年人常见的心脑血管疾病,如高血压、高血脂、冠状动脉粥样硬化性心脏病、脑梗死、糖尿病等病证,辨证选用合适的"动药"。例如取附子温肾散寒、振奋心阳之功效;取大黄、决明子通腑排毒、降低血脂之功效;取葛根、丹参活血化瘀、净化血液之功效等,用这些"动药"与"静药"互相配合,来达到治疗疾病并且充养身体的目的。

另外,四季气候的变化会对疾病有不同程度的影响,古代医家根据这些变化提出"随时为病,当随病制方"的治疗思想。结合各个季节的易发病证,则可以在不同的时令,根据病情发展变化及气候变化,采用不同的用药方法,来治疗疾病。所以说膏方不仅仅局限于冬令时节使用,其他季节也可以服用。

(五)服用方便,口味宜人

膏方经提取浓缩而成,药物得到了更加充分地利用,经济花费相应减少。且对于慢性疾病需长期服用中药的患者来说,无须再花相当多的时间和精力煎煮中药,服用时只需按时取出适量,用温开水冲服,有即冲即饮、易于吸收的特点。中药加工成膏方后体积缩小,有利于携带和贮藏,近年来真空小包装膏方更是极大地方便了出差人士。定制膏方时因添加了矫味、收敛的糖类,使膏方带有甜味,口感较好,适用于不喜欢中药苦味的患者。总体来说,用膏方来调养,有事半功倍的效果。

三、膏方相关的中医学理论基础

(一)因时制宜

中医学在讨论生命的形成时,是将人体置于整个自然界的大环境中来考虑的,这一思维同时也贯穿于中医学理论和实践的方方面面,尤其在治疗原则的确定和治疗方案的实施时更强调与自然界的协调,顺应自然变化的规律,因势利导,顺势而为。

所谓"天时"是指自然界时空运行变化的普遍规律,而气候的变化是其中的重要内容。又因为其与人类的农业生产密切相关,故而古代劳动人民很早就发现了一年中气温、日照、雨量、风力变化的规律,因而划分为春、夏、秋、冬四季。而农作物的生长也随着季节的变化,经历生根、发芽、开花、结果、凋零的过程。同时,在对人体生理现象和疾病的观察中,医者发现机体的功能状态和致病因素也随着季节的变迁而呈现出不同的特点。在天人相应观念的影响下,形成了以四时气候的变化、草木之盛衰来阐释人体生理病理变化规律的思考方法。

正因为中医学在研究人体的基础生理时,是与四时的变化规律紧密联系,故而在保健养生方面亦极为重视根据四时的特性确立调养原则。四季生、长、收、藏的特点分明,而又有紧密关联,每一环节都是下一环节的基础和保障,如此往复更替,生生不息,故养生当守此原则。

膏方多选择在冬季服用正是这种理论的具体实践。冬季的主要功能是封藏,在冬季一派毫无生机的景象背后其实进行着重要的物质和能量积累,为万物来春的生发提供基础。因此,在冬季进行膏方调治能够更加有利于精微物质的吸收与储存,培补气血,濡养元神,达到增强人体正气或改善虚损状态的目的。

(二)病机的虚与实

疾病的虚实是反映疾病当前状态的最根本的病机,是疾病主要矛盾的所在。实是指邪气亢盛,表现为致病邪实较强,而机体的正气尚未明显衰退,故正邪相争,反应较为强烈,产生比较显著的剧烈的临床表现。虚则指正气不足,是以正气不足为主要矛盾的一种病理反应,表现为精微物质的匮乏和脏腑经络功能的减退,导致机体状态低迷或抗病能力低下,机体正气与邪气的相互作用不甚剧烈,反应较轻,产生一系列虚弱、衰退和不足的临床表现。因此,虚实病机是正邪盛衰消长的一对病理矛盾的综合反映。

在疾病的临床过程中,正气与邪实的力量对比是动态变化的,因此疾病的虚实病机也是随着正邪势力的消长而随时发生转化的。如实性病变失治误治,病邪留滞,耗伤正气,则可形成邪实正虚,邪胜正怯的局面。若正气不足,无力驱邪外出;或体质本虚,又兼内生的水湿、痰饮、气滞、瘀血等病理产物凝结阻滞于内,则可形成正虚邪恋、虚实错杂的病变。所以,虚实错杂一般有虚中夹实或实中夹虚两类。

虚实的消长变化又决定了疾病的好转、痊愈、恶化、死亡等不同的预后和转归。若正气胜邪,邪气日衰而被清除,则疾病向愈,是为正胜邪退。若正气不盛,而邪气亦不太过强,则双方相持不下,致使病势处于迁延状态,则为邪正相持。还有些情况下病邪对机体的作用已经消失,但疾病过程中正气被耗伤而虚弱,则表现为邪去正虚的局面。

扶正与祛邪,是针对虚实病机而采取的治疗原则。这一治疗原则是基于正气与邪气在疾病发生发展过程中的强弱消长进退的状态而建立的。扶正与祛邪是两种截然不同的治则,一是针对正气不足以补为法,一是针对邪气亢盛以泻为法,但二者之间又是相互为用、相辅相成的。而临床具体应用中则又可根据实际情况随证变通,因而有寓补于泻、寓泄于补等治法。故而临床运用时需分清虚实标本的强弱盛衰和轻重缓急,在此基础上综合运用扶正与祛邪的原则,灵活进退。

在临床上,膏方治疗的患者多以慢性病虚损性疾病为主,这些疾病的共性特征是以虚损为主导病机,在此基础上而又反复加重,夹有邪实,并不断进展恶化。

所以其正邪盛衰、标本虚实的关系较一般患者更为复杂。若单纯认为膏方是补剂,大量施以补益之品,不考虑到标中的邪实,则邪实留恋,使正气亏耗,在补益效果尚未产生之前正气已进一步衰竭。更有补益滋腻之品与邪相恋,不能达到补养之功。因此,应仔细分析正邪关系,从整体上和动态演变中把握扶正与祛邪的尺度,才能取得理想的临床疗效。

（三）先天与后天

中医学认为人体是以五脏为核心的一个有机整体,而五脏中尤以脾肾的作用至为显要,因此分别被喻为后天之本和先天之本。

脾是人体后天生长和各种生命活动的物质和能量的提供者。外界摄入的饮食在胃中腐熟后,经由脾的作用将其消化、吸收化生为精微物质,并将这些精微运化至全身其他脏腑和形体官窍,是气血生成的物质基础,是濡养四肢百骸的重要养分。脾脏化生精微濡养机体的作用,是人体生成后继续生长发育成熟的重要保障,因此脾被赋予后天之本的重要地位。若脾脏受损,则运化失健,生化乏源,可导致气血津液的生成不足,脏腑功能的下降。

肾是人体禀赋强弱、生长发育迟速、脏腑功能盛衰的决定者。人体受胎时的胎元,禀受于父母,先身而生,是后天脏腑活动的原动力,为人体生命的本原。而肾脏是封藏、滋养及使用此先天精气的脏腑,故其为先天之本。肾中先天之精,在人体生长发育及生殖功能中发挥着重要作用。一方面其能决定生殖能力的盛衰。人出生之后,肾精在后天的长养下不断充盛,至青春期天癸至,性腺随之发育成熟,而见男子遗精,女子月经按时而至,因而具备生殖能力,且随着肾中精气的不断充盛而日臻成熟;至年老,则肾精亏,天癸衰竭而不能孕育。另一方面其能促进机体的生长发育,人体生长壮老已的过程是由肾中精气的盛衰所主导的。因此,肾中先天之精是生长发育的原动力,肾气充盛,则生长发育正常,脏腑功能强健;若肾气亏虚,则生长发育迟缓,五软五迟,或齿脱发落,过早衰老,脏腑功能低下。

在人体的生命活动中,先天与后天又有着非常紧密的联系。肾中先天之精时时激发后天脾胃所生之精,并根据机体的需要,输送至其他脏腑,成为脏腑功能的物质基础;而后天脾胃所生之精又不断充养先天之精,使之保持活力,二者相辅相成、互助互用,藏中有泻、泻而又藏,循环往复,生生不息,共同维持机体的各项功能。

膏方所调治的疾病多为慢性虚损性疾病,故临床施治时应重视对脾肾功能的充实。但脾肾孰轻孰重,历来就有"补脾不如补肾""补肾不如补脾"两派观点。

其实,只要充分理解脾肾的功能特点及两者的相互联系,再结合具体的临床情况,一般不难确定补脾还是补肾的原则。

(四)气血和精

气血和精都是人体内的重要物质组成,而慢性虚损性疾病中往往存在着这些物质的消耗和匮乏,产生一系列病理现象。因此,膏方调治时需重视对这些精微物质的培补。

气是机体组成的最基本物质,而气的运动变化是维持人体生命活动、器官功能的基础。在日常生命活动中产生推动、温煦、防御、固摄、气化等重要的生理作用。气的组成主要包括禀受于父母的先天精气、饮食中的水谷精微及自然之清气。水谷精微由脾胃化生,自然清气由肺呼吸,先天精气由肾封藏,故而气与肺、脾、肾三脏关系密切。任一脏腑的受损都可导致气的生成障碍、产生不足。临床上出现食少纳差、神疲乏力、短气自汗、语声低微等表现。因人体的津液运行输布需要气的推动和气化,所以气虚也可导致水湿等病理产物的产生。表现为眩晕胀重、胸闷不舒、痞满胀痛、肢肿尿少等。

血是人体内又一大基本物质,具有营养濡润机体脏腑官窍、维持肢体正常运动和感觉的功能,且是精神和思维活动的物质基础。血是由脾胃将饮食水谷中的养分物质消化、吸收后注于肺脉,再在心的作用下转为最终的血液(即奉心化赤)。故血的生成与脾、胃、心、肺有关,而尤以脾、胃最为关键,故有"脾胃为气血生化之源"之说。血的不足可导致全身或局部的濡养功能减弱而出现一系列病理状态,如心血不足则神失所养,而出现心悸、怔忡、失眠多梦;肝不藏血则眩晕、耳鸣、夜盲雀目、肢体麻木、筋爪不荣、肌肤干燥;冲任不足则经少色淡、经迟经闭、不易受孕。

精是人体最原始、最根本的物质,为禀受于父母先身而生之精华,贮藏于肾中,在后天精微物质的滋养下不断充盛成熟,从而发挥其主导生长发育和生殖的作用。由于精是人体最本原的物质,故在虚损性疾病的早期一般尚未累及肾精,但随着疾病的反复发展,气、血、津液的损耗,脏腑功能衰退持续不能改善,则必将损及肾中之精。故而疾病的后期应重视补肾填精。

气、血、精三者并不是完全孤立地存在的,它们之间有着非常复杂和紧密的联系。如气能生血,气能行血、摄血,气又在肾精的封藏中起重要作用;血能养气、血能载气,血与精又可互相滋生,精血是为同源。鉴于气、血、精之间相互滋生、相互依存,又是相互促进的关系,这就提示在辨证施治时应全面地、动态地判断它们的不足、有余及亏损的程度,以确立正确的治疗原则。

四、膏方的调治原则

(一)辨证论治

辨证论治是各种中医内外治法都需遵循的基本原则,膏方治疗亦不例外,当在辨证论治原理的指导下进行。中医学在长期的发展过程中形成了诸多的辨证方法,如六经辨证、八纲辨证、卫气营血辨证、三焦辨证、脏腑辨证等。各种辨证方法都有其相对适宜的病种和应用条件。由于膏方调治的对象以内伤杂病为主,且多为经年累患,深入脏腑,故以脏腑辨证为主,这也是目前临床上大多数医家所采用的辨证方法。

脏腑辨证包含了对病位、病性以及病情严重程度的判断。

1.病位

病位,即指疾病所发生的病变脏器的定位。由于各个脏腑都有相对独立的生理功能,其所表现的外在的生理现象也各有特征,临床上通常根据可观察到的外在的异常表现来判定病变的脏器,如出现咳嗽、咯痰、喘息、短气多为肺系病变。而有一些生理功能则需两个或多个脏器共同完成的,如呼吸运动,需肺肾两脏协同。肺系疾病至后期多出现动则气促,甚至安静状态下也呼吸浅促,则其定位当在肺肾两脏,需肺肾同治。此外,对病位的判断还当掌握疾病的脏腑传变规律,结合治未病的思想,不仅应对已病之脏进行正确的判断,还需对将病之脏做出合理的动态预判。如肝气郁结可横逆犯脾,出现肝郁脾虚;肝火亢盛可上炎灼肺,出现木火刑金。对于这些传变的趋势都应在病位分析中加以考虑。

2.病性

病性是指疾病病理变化的本质属性如阴阳、表里、寒热、虚实等。在膏方治疗的辨证时最关键的是寒热、虚实这两对属性。寒热代表疾病过程中阴阳的消长,阳虚则外寒、阴虚则内热、阳盛则外热、阴盛则内寒。虚实则代表了正邪的进退,"精气夺则虚""邪气盛则实"。两者结合可反映疾病的基本状态,如虚寒、实热等。

3.疾病严重程度

疾病严重程度是指在疾病过程中正邪相互作用的结果,对机体的损害程度和预后吉凶。所以需从正邪两方面来分析。如正气不足,表现为局部的、单个脏器的、未损及脏腑组织结构和根本功能的、不危及生命的为轻浅,反之则危笃。如气虚单纯表现为脾气虚,临证见食欲缺乏者轻;如进一步出现纳食减少、面色萎黄、神疲乏力者重;再进一步出现水谷不进、数日不食、倦卧淡漠者危。邪实亦是如此,如热邪侵犯局部,出现红肿疼痛者轻;若合并全身壮热憎寒、口渴烦躁者则为邪势、耗伤气阴,较重;若再出现疮面色黯、疮顶塌陷而伴神志昏聩或狂躁谵妄则为危候。正邪是一对矛盾的两个方面,其斗争的结果决定了病情的严重程度,故临床判断时应综合考虑。

在临床实践中,需要将辨病位、病性及疾病严重程度的判断综合起来,才能明确疾病当前的最本质的状态,为治疗提供正确的指导。

此外,尚有部分医家强调膏方治疗时不仅要辨证,还需要辨体质,即对患者的基础体质的阴阳虚实作出合理的判断,作为膏方治疗的依据。一般来说,患者的基本体质与其所患疾病的主要证型有内在的联系,如哮喘有寒哮和热哮之别,阳虚体质之人易为寒哮之证,而阳盛体质之人易为热哮之证。体质阴阳虚实的不同,往往决定了疾病的易患证型。而临床上也会在一些情况下,出现疾病的性质与其基本体质的性质相互矛盾的现象。由于体质是由先天禀赋、后天饮食、环境、性情等决定的,一般较为稳定,而疾病的性质受正邪斗争的力量对比,治疗措施、饮食调护的得当与否的影响,可发生较为明显的波动,而出现与基本体质矛盾。再以哮喘为例,阳虚体质之人易作寒哮,但疾病过程中可因痰饮内郁而化热出现整体虚寒、局部实热的表现。此时则应综合考虑整体与局部,处理好体质与病性的关系,把握好治疗补泻清温的尺度。

(二)求取平和

中医理论认为正常人体应是一个在物质和功能上都能保持动态平衡的有机体,称为"平人",这种理想的状态称为"和",这种状态的破坏则产生疾病。因此,膏方治疗的根本目的是恢复平衡,重新达到"和"的境界。

膏方调治的疾病大多为经年沉疴,往往正虚邪恋、寒热错杂,其病机一般较外感病、急性病复杂。虽然从理论上讲所有的治疗方法应该逆病势而行,如寒者热之、热者寒之,但鉴于膏方治疗对象临床情况的复杂性,单一的治法往往不能取得满意的疗效,有时甚至出现顾此失彼的结局而使病情加重恶化。所以在求取平衡的治疗中应处理好疾病过程中的各种矛盾,把握治疗方法的平衡。

1.攻补平衡

慢性疾病常表现为以虚损为主导的临床过程,而其中夹杂标实的证候,也多因虚而起,所以非标本兼治而不能去,兼用扶正祛邪,使邪去正安、正盛邪怯、正其治法。如果拘泥于膏方为补剂,大量施以补益之品,全不顾其标中之邪实,则邪势日盛、消蚀正气,则补剂之功尚未见,而正气之损则日益甚;更有补益滋腻之品与邪相恋,全不能奏补养之功。故标本当共治,实如"补正必兼泻邪,邪去则补自得力"。

2.寒热平衡

寒者热之、热者寒之是经典的治疗法则,但是临床上往往还是会碰到有些患者虽是阳虚之体,但略进数剂温药,却觉身烦热、口干燥,甚则鼻衄口疮。由于人体是阴阳的统一体,其本身也在不断地动态调节,如果不考虑人体本身的调节,见阴寒而投一派温热,则易动龙雷之火,见阳热而投一派寒凉,则脾胃生化之气被伐。膏方以补益为主,而补益药尤其是补气补阳药物以性偏温热者为主,故需加用适量药性偏于寒凉的药物以监制其温热之性,使整料膏方中寒热药性趋于平衡;而补阴补血药物则性偏腻、偏凉者居多,如不反佐温热药,则脾胃因黏腻阴寒而运化不利,脏腑失于所养,又容易被病邪内侵。因此,膏方中处理好药性寒热不偏,方能疗疾救偏。

3.升降出入平衡

升降出入,无器不有。人身神机不灭,是因气机不息,上升则地气化生万物,下降则天气甘霖众生;出则吐故,入则纳新;动则运行周身,静则守中而神藏,而贵在升降有序,出入平衡,动静相宜。升降出入运动是脏腑生理功能得以进行的根本,同时五脏各有其气,发挥其生理功能,故而处方时要考虑各脏器的生理特性及药物性升性降,主动主静之不同,正确处理动、静药的配伍运用。开具膏方处方时尤宜平调升降,使中焦气机的升降有序,则清阳升、浊阴降;肝主左升,肺主右降,两者相互配合,可以协助中焦气机升降。欲填精养阴则宜静,补益气血则宜动;如处方以攻逐痰饮、疏理气机、通行血脉、温阳发散为主,当酌加养阴、收敛、重镇之品,以防升散太过或劫其阴津;而以填精补肾、滋阴养血、补气培元为主,也当稍佐理气行血、通利经脉之剂,以防滋腻不化,气滞不行,反生胀满不适。

(三)顾护胃气

胃腑是腐熟水谷化生精微的重要场所,在生理状态下需赖其提供营养物质和能量,而在疾病状态下更需要依靠其提供的精微物质长养正气,以为抗邪之资,且内服的药物也需要胃气的运化吸收才能发挥其药理作用。所以膏方调治时应注重对胃气的保护。若为脾胃素健者,运化功能良好,只需在治疗时略加留意,勿使太过滋腻或克伐太过,亦可略施砂仁、陈皮、蔻仁等助运药一二味即可。若为脾胃素虚或有宿疾者,则应根据具体情况调治用药。如胃气素弱,运化不及者,宜酌加白术、枳实、鸡内金等理气助运化之药;胃肠素薄,易患泄泻者,则投滋腻寒凉之药当须谨慎;若中焦素有湿浊者,亦忌滋腻,可酌加藿香、佩兰、苍术、厚朴等芳香化湿、醒脾助运之药。

五、膏方的服用方法

(一)冲服或含服

将每顿量膏滋放入杯中,冲入白开水搅匀,使之溶化,服下。如果方中含有较多熟地黄、山茱萸、巴戟天等滋腻药,且胶类配药剂量较大时,因其更加黏稠,较难匀入水中,应该隔水蒸化后再服,也可将其含在口中溶化服用。

(二)服用剂量

膏方的服用剂量,要根据患者的自身情况及药物的性质来决定,与其关系最密切的当是患者的消化功能。一般而言,应该从小剂量开始服用膏方,再逐步增加,其间也可根据自身具体情况做出调整。需要注意的是,极度虚弱的人或老年人,切忌求功心切,一次性大量服用;脾胃不好的人要根据胃口情况调整剂量,如每日先服用一汤匙,约 10 g,如果患者消化功能正常,或者病情需要,再改为早晚各一汤匙,以加强其治疗效果。一般 1 料膏方要服用 4~6 周,以每年冬至日服起,50 天左右,即头九至五九,或服至立春前结束,如果准备一冬服用 2 料方,服用时间应当适量提前。值得提醒的是,膏方最好在春节前服完,因为秋冬季人体对药物的吸收最好,到了春季,阳气升发,容易出现上火等症状。

(三)注意事项

(1)忌用茶水冲服膏方,服用膏方期间也禁饮茶水,因为茶叶会解药性而影响疗效。

(2)切忌食用萝卜,萝卜具有下气作用,会降低膏方疗效。

(3)禁食生冷、硬辣、油炸烧烤及不易消化的食物:脾胃虚弱的患者,不管服用膏方与否,都需要注意这点。

(4)忌食海鲜,以防海鲜之"毒"影响药物疗效。

(5)如果出现感冒、发热、咳嗽、腹泻等症状,应该暂停服用膏方,等到疾病痊愈后再服用,因为膏方本身滋腻,生病后胃肠消化吸收功能下降,服膏方会影响康复。

(6)服用膏方期间,患者如果出现恶心、呕吐、心慌、气短等状况,应该立即停止服用,并尽早向开具膏方的医师咨询。

六、薛氏膏方治疗心系病临证经验

(一)膏方治疗心力衰竭病

顽固性心力衰竭、风湿性心肌病、缺血性心肌病、心脏瓣膜病等心肌疾病均属于"虚劳"的范畴,在治疗重症心力衰竭、扩张型心肌病、缺血性心肌病、心脏瓣膜病等方面长期服食补益膏方,不仅能够有效减轻症状,提高生活质量,提高运动耐量,还能改善心脏的结构与功能,以减少利尿剂的使用剂量,减少反复住院的次数,缩短住院时间,从而达到二级预防的目的。治疗慢性心力衰竭在临床中提倡使用经方,常用膏方主要包括以下几个方向。

1.温补心肾阳气类方

如真武汤、肾气丸、右归丸等。真武汤为祛湿利剂,温阳利水,主治阳虚水泛之证。凡畏寒肢冷,小便不利,心下悸,头晕目眩,身体筋肉瞤动,站立不稳,四肢沉重疼痛,腰以下浮肿甚;或腹痛,泄泻;或咳喘呕逆。舌质淡胖,边有齿痕,舌苔白滑,脉沉细者,见一证或数证,俱可应用。肾气丸补肾助阳,用于肾阳不足证。证见腰痛脚软,身半以下常有冷感,少腹拘急,小便不利,或小便反多,入夜尤甚,阳痿早泄,舌淡而胖,脉虚弱,尺部沉细或沉弱而迟,均可用肾气丸。右归丸有温补肾阳,填精止遗之功效,常用于肾阳不足,命门火衰,腰膝酸冷,精神不振,怯寒畏冷,阳痿遗精,大便溏薄,尿频而清之证。

2.利水消肿类方

如五苓散、苓桂术甘汤等。五苓散利水渗湿,温阳化气,主治膀胱气化不利之蓄水证。证见小便不利,头痛微热,烦渴欲饮,甚则水入即吐。或脐下动悸,吐涎沫而头目眩晕;或短气而咳;或水肿、泄泻,舌苔白,脉浮或浮数之证。苓桂术甘汤温阳化饮,健脾利湿,主治中阳不足之痰饮。症见胸胁支满,目眩心悸,短气而咳,舌苔白滑,脉弦滑或沉紧等。

3.健脾益气类方

如理中汤、补中益气汤、归脾汤等。理中汤由人参、白术、炙甘草、干姜等药物组成,常用于治疗脾胃虚寒证,证见自利不渴,呕吐腹痛,腹满不食及中寒霍乱,阳虚失血,如吐血、便血或崩漏,胸痹虚证,胸痛彻背,倦怠少气,四肢不温。补中益气汤具有补中益气,升阳举陷之功效,主治脾虚气陷证。证见饮食减少,体倦肢软,少气懒言,面色萎黄,大便稀溏,舌淡,脉虚,以及脱肛、子宫脱垂、久泻久痢、崩漏等。补中益气汤在内科应用十分广泛,凡中气虚损之证均可应用,且可以化裁加减,随证治之。归脾汤具有益气补血,健脾养心之功效,主治心脾气血两虚证。证见心悸怔忡,健忘失眠,盗汗,体倦食少,面色萎黄,舌淡,苔薄白,脉细弱。现代归脾汤的应用范围已经有了极大的扩展,凡心脾气血虚之证均可应用。

薛一涛教授认为,心气不足为慢性心力衰竭发病之本,且贯穿疾病全程。心气鼓动气血,以阳为用,心阳亏虚,推动血液运行无力而产生瘀血。叶天士谓"久病入络""久病必瘀"。心力衰竭为各种心脏疾病的终末阶段,病理因素复杂,久病必兼瘀血,故治疗上当重视瘀血的祛除。薛一涛教授在临床心力衰竭患者处拟膏方时,常在行气活血的基础上酌配虫类药物,如全蝎、蜈蚣、水蛭、地龙等,剔经搜络,化瘀行滞,虫类药"灵动迅速,可追拔沉混气血之邪",对于慢性心力衰竭患者的治疗常能取得较好的疗效。

(二)膏方治疗冠状动脉粥样硬化性心脏病

民国名医秦伯未在《膏方大全》中指出"膏方非单纯补剂,乃包含救偏却病之义",膏方治疗冠状动脉粥样硬化性心脏病须权衡虚实,使调补与祛邪兼施,化瘀而不伤正,补虚而不留邪。冠状动脉粥样硬化性心脏病系中医学"胸痹""真心痛"等范畴,其病因多为脏腑虚损,功能失调,而致气虚血瘀,属本虚标实之证,"阳微阴弦"是其主要病机。薛一涛教授认为,临床上应用膏方治疗冠状动脉粥样硬化性心脏病不只在于补益,更重要的是纠正失调的功能,通过调整脏腑的气血阴阳平衡,以救偏去疾,从而恢复其阴平阳秘、气血调和的自然状态。

冠状动脉粥样硬化性心脏病在急性发作期,病势急骤,病情危笃,宜急则治标,常以通阳活血、化瘀止痛为治法;缓解期宜标本兼顾,予以益气、温阳、祛痰、化瘀等法。运用膏方治疗冠状动脉粥样硬化性心脏病时,既要把握疾病的特征与患者体质特点,同时又要辨析患者的疾病分期、病情轻重、标本虚实及兼顾患者原有宿疾加以施治,才能更准确地把握病情,整体治疗,调节体质,从而达到更好的疗效。气血失调、阴阳失衡、脏腑功能失常是冠状动脉粥样硬化性心脏病的关键病机;运用膏方治疗本病应在攻邪中求补虚,扶正时防敛邪,补虚时防壅滞。结合膏方调整脏腑机能,以气血脏腑同治为治疗原则。气血失调、脏腑功能失常是冠状动脉粥样硬化性心脏病发生的关键病机;运用膏方治疗本病应在攻邪中求补虚,在扶正中防敛邪,在补虚中防壅滞。

国医大师颜德馨用膏方治疗冠状动脉粥样硬化性心脏病时尤为擅用气血双调、温通阳气、运脾化痰3法。严世芸教授运用膏方治疗冠状动脉粥样硬化性心脏病稳定期的用药特点:扶正与祛邪兼顾并举,着眼整体治疗;以大方复方为主,时时以顾护胃气为念;以"益气温阳,活血化痰利水"为治疗冠状动脉粥样硬化性心脏病的基本大法。这些医家在使用膏方治疗冠状动脉粥样硬化性心脏病时均重视标本兼治,多脏兼顾。中土不固,脾胃失和亦可引起心脉病变。薛一涛教授在辨治冠状动脉粥样硬化性心脏病施以膏方的过程中,不忘固本,兼顾胃气,心胃同治,培土之本,以养心颐。选方用药常常遵循脾胃"脾主升胃主降""脾喜燥胃喜柔润"的生理特点,药用党参、茯苓、白术、黄芪、山药、薏苡仁、鸡内金、焦三仙、枳壳、陈皮、佛手、郁金、玫瑰花等以健脾益气,芳香宣通,使补而不滞,通补兼施,气机升降有序,厚固中土,培补正气,正气足则勿使邪毒侵犯君主之城,心脉自安。

薛一涛教授在临床应用膏方治疗冠状动脉粥样硬化性心脏病时,在辨病的基础上结合辨证,因症处方,据方施治。若遇严重冠脉狭窄或有心肌梗死病史患者,临床常选用川芎、当归、丹参、地龙、水蛭等活血逐瘀。兼有心中悸动不安之心律失常患者,临床常选用远志、甘松、茯神、琥珀粉等以镇静安神,稳心定悸;伴有水肿喘促之慢性心力衰竭患者,临床常选用人参、附子、桂枝、杏仁、葶苈子等温阳化气,定喘消肿;若遇高脂血症患者,临床常选用山楂、红曲、蒲黄、泽泻等祛湿消脂;伴有头目晕眩之高血压患者,临床常选用枳壳、柴胡、香附、郁金、钩藤、菊花等以理气疏肝、潜阳平肝。

(三)膏方治疗高血压

高血压病属于中医学"眩晕病"范畴。《黄帝内经》云"诸风掉眩,皆属于肝",高血压的基本病机总不离肝肾阴虚,肝阳上亢。临床常见眩晕耳鸣、头项胀痛、面赤口苦、烦躁易怒、每遇情志波动或劳累而头晕、头痛加剧,少寐多梦、或兼见五心烦热、盗汗、腰膝酸、舌红、苔黄、脉细弦等。曾有人提出,这一类阳亢性疾病是否适合使用膏方的问题。纵观眩晕病的古今治疗,不外从平肝潜阳,滋补肝肾角度展开,因此高血压也是可以膏方调理的,但是在适应证上一定把握好。只有以肝肾亏损、下元空虚等本虚证症状为突出表现的高血压病患者才适合膏方调理。在给这一类患者制膏方时,需要注意不要过用滋补之品,防止肝阳过亢。

高血压病多因人体脏腑气血阴阳平衡失调所致,多由肝阳上亢、肝肾阴虚、阴虚阳亢、阴阳两虚引起,在治疗上以滋补肝肾、平肝潜阳多见。薛一涛教授对于高血压患者的膏方调治通常从肝肾入手,在经典方剂的基础上建立起构架,如天麻钩藤饮、镇肝熄风汤、杞菊地黄汤多用,而痰湿盛者,可合用天麻白术半夏汤。高血压患者的膏方用药一般"谨察阴阳所在而调之",平调阴阳气血,以平为期,补中寓治、治中寓补、补而不腻、补中有通,所以不能一味补益。膏方辅料的选择,通常在遵循平调阴阳原则的基础上,根据患者的体质及具体病情辨证施用。如龟板胶、鳖甲胶性平,皆有滋肾阴,平肝阳之效,然龟板胶长于滋肾,鳖甲胶长于除热,两药相须使用,阴阳相合,共彰滋阴潜阳之效。鹿角胶性温,温补肝肾兼有益精养血之效。临床中对于阴虚阳亢型高血压患者,薛一涛教授常以鳖甲胶、龟板胶、鹿角胶合用,滋阴潜阳,以平衡阴阳气血,稳定血压,切忌一味重补。

中药在降压效果方面虽略逊于西医,但具有多靶点、兼顾整体、提高患者生存质量的特点,在调节代谢紊乱、改善并恢复血管内皮功能、防治靶器官损害等方面具有独特而综合的优势。但高血压病的中药治疗,具有较低的依从性,是中医治疗高血压病亟待解决的问题之一。

膏方具易于携带、方便储存、保质期长、使用方便等特点,增加了患者治疗的依从性,同时研究表明,不同剂型对于病情的治疗效果具有相对差异性,而膏方在疾病治疗中远期疗效优于汤剂。膏方治疗高血压病主要原则是清补兼施、肝肾同治。对于血压相对稳定,临床症状较少的高血压患者,治疗原则应当以平肝潜阳、滋补肝肾为主,同时辅以活血、祛浊、化湿等法。而对于高血压病病程较长的患者,长期服用固定的西药,其病情无明显标实缓急之要,并发病少而轻,则常常以调补肝肾、通利气血、平衡阴阳为主要治法。在治疗高血压疾病的膏方中可以把一些经过中药药理研究、具有明确临床治疗作用的药物选进来,如天麻、钩藤、泽泻、丹参、当归等。

高血压起病隐匿,临床常见头晕头痛、紧张失眠、心悸乏力等症状表现。高血压人群可在冬季进服膏方,通过调整阴阳,能缓解症状,并能预防与延缓并发症的发生。薛一涛教授指出,膏方虽效高,但亦有禁忌证候。如患有高血压脑病、高血压危象的人群,一般不适宜服用膏方。

七、服用膏方时常见问题及解决建议

尽管服用膏方的对象不同,又有体质差异、病情的差别,但膏方的总体要求是以平和为准,在辨证论治的基础上,切合个体,一般不会出现不良反应。但因为服用膏方的时间一般较长,在这过程中,可能会出现一些轻微不适,根据各人体质不同,有 10 种可能出现的状况。

(一)便秘

如果服用膏方后出现便秘应该首先解决便秘。方法是先停止服用膏方,如果停服后大便通畅,说明便秘与所服膏方有关,多数是因为膏方中药性太热、太燥,继续服用膏方时,应适当减轻膏方的剂量,同时在饮食中,适当增加膳食纤维的摄入,多喝水,多吃些蔬菜、水果,或者早晨起床喝一杯淡盐水或蜂蜜水,一般都能解决此类便秘问题。

(二)腹泻

服用膏方期间如果出现腹泻,应该暂时停止服用膏方。因为膏方中所含药

物大多为一些补药,还包含滋腻的胶类、蜂蜜、冰糖等。腹泻期间,脾胃功能处于紊乱状态,如果继续服用膏方,脾胃负担将会进一步加重。这些补益之品,不但不能被人体吸收,造成浪费,而且还会使腹泻症状进一步加重。

(三)新发疾病

服用膏方期间,如果突然患了其他疾病,如感冒、发热、咳嗽、咳痰、伤食、腹泻、胸闷、腹胀等,说明此时身体情况已经发生了变化,就不能用原来的方法治疗,而是应该暂时停服膏方,立即请医师诊治,先彻底治疗所患之新病,"祛邪务尽",否则如同"闭门留寇",使新发之症经久难愈。只有当新病痊愈,才能继续服用膏方。

(四)皮肤瘙痒

有些患者对外界刺激特别敏感,如出汗、局部摩擦、药物过敏或者接触羽毛、染料、化妆品等物均可引起皮肤瘙痒。还有一些慢性病患者,如糖尿病、甲状腺病、肝胆系疾病、痛风、肾功能不全、神经衰弱、肠道寄生虫感染、恶性肿瘤等患者均可出现皮肤瘙痒之症。中医认为,瘙痒症与风邪、血虚、湿热等因素密切相关。此类患者在冬令选用膏方进补时,如果忘了向医师谈及自己有皮肤瘙痒的症状,而且此时又恰巧患有头痛等症,在开具膏方时加入了像全蝎、蜈蚣、蜂蜜等虫类中药,以致对此类中药过敏,即可能诱发瘙痒加剧。如果出现这种情况,应当暂时停服膏方。

(五)胸闷、腹胀

膏方能否达到治疗及补养的目的,关键依赖于脾胃功能的强弱。脾胃功能旺盛时,可以根据病情需要,酌情加用胶类等血肉有情之品补养。当脾运失健时,服用膏方,就会出现胸闷、腹胀、食欲缺乏、大便溏薄、舌苔厚腻等现象。此时,就不应该再强调"虚者补之"的原则,而是应该先停用膏方,加服一些调畅气机、促进运化的药物。当脾胃功能健旺、气机条畅时,便能继续服用膏方。

(六)食欲减退

如果发生食欲减退或伤食腹胀等情况,应该减少膏方的服用剂量,或者加服一些能够帮助消化的药茶,如陈皮茶、山楂茶等。通常经过及时调整,此类现象便能得到有效改善,待好转后可继续服用膏方;如果出现胃部胀满不适或消化不良等较为严重的症状,应该停服膏方数日,等症状完全消失后,减少原有膏方剂量再服。

(七)感冒发热

感冒发热时,人体的正常阴阳平衡被打破,脏腑功能也相应出现一些变化,脾胃运化功能受到影响,服用的膏方不容易被消化吸收,甚至还会引起胃部不适。所以,感冒发热时应暂时停服膏方,尽快治好感冒发热之症,再继续服用。

(八)咳嗽痰多

服用膏方期间如果出现咳嗽痰多的现象,多是由于脾胃虚弱、运化无力,膏方不能被很好地吸收利用,反而助湿生痰,进一步上乘于肺所致。此时应暂时停用膏方,立刻请医师诊治。适当用些理气健脾、止咳化痰的药,以促进脾的运化功能,从根本上解决痰多问题,待咳嗽痰多的情况好转后,再服用膏方。

(九)胃口不好、出血倾向

胃口不好一般是因为补益过腻引起的;如果有出血倾向,可能是由于药性偏温。遇到上述情况,不要将膏方轻易丢弃,应请开具膏方的医师做些修正,加用一些针对性的药与膏方同时饮服。

(十)上火

膏方多偏于温性,虽然医师在处方配制时会加入凉性药物,但仍有些人在服用膏方时会出现上火的现象,此时要注意调整饮食结构,多吃一些偏于凉性的蔬菜和水果。

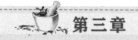

第三章

心律失常

第一节 概　述

一、定义

心律失常是指心脏冲动的频率、节律、起源部位、传导速度或激动次序的异常。正常成人频率为 60~100 次/分，心律失常时常有心脏搏动频率异常，在心脏搏动之前，先有异位冲动的产生与传导，或心脏内的激动传导不正常，引起整个或部分心脏的活动变得过快、过慢、不规则，或者各部分的激动顺序发生紊乱，引起心脏跳动的速率或节律发生改变。

二、分类

目前临床上心律失常的分类并不统一，可以按照发生机制、产生部位、临床特征及心电图表现进行分类。以下是根据发生机制结合起源部位进行分类。

(一)冲动起源异常

1.冲动自窦房结发出

(1)窦性心动过速。

(2)窦性心动过缓。

(3)窦性心律不齐。

(4)窦性停滞。

(5)窦房结变时功能不良。

2.冲动自异位起搏点发出

(1)被动性逸搏及逸搏心律：①房性逸搏及房性逸搏心律；②交界性逸搏及交界性逸搏心律；③室性逸搏及室性逸搏心律。

(2)主动性期前收缩及心动过速：①期前收缩(房性、交界性、室性)；②阵发性心动过速(室上性、室性);③非阵发性心动过速(室上性、室性);④心房扑动、心房颤动;⑤心室扑动、心室颤动。

(二)冲动传导异常

1.生理性传导障碍

干扰及干扰性房室脱节。

2.病理性传导障碍

(1)心脏传导阻滞:①窦房传导阻滞;②房内及房间阻滞;③房室阻滞,包括一度房室阻滞、二度房室阻滞(分为二度Ⅰ型、二度Ⅱ型)、三度房室阻滞;④室内阻滞,包括左束支阻滞(完全性、不完全性)、右束支阻滞(完全性、不完全性)、分支阻滞(左前分支阻滞、左后分支阻滞)。

(2)折返性心律:①阵发性心动过速窦房结折返,包括房内折返、房室结折返、房室折返、希氏束折返及束支内折返、心室内折返;②反复心律及反复性心动过速。

(三)自律性异常与传导异常并存

(1)并行心律:①并行性自搏心律,包括房性、交界性、室性;②并行性心动过速,包括房性、交界性、室性;③双重性心动过速。

(2)异位心律伴传出阻滞。

(四)心脏植入装置引起的心律失常

起搏器、植入型心律转复除颤器、心脏再同步治疗装置。

第二节 病因病机

一、中医病因病机

中医认为,心为君主之官,主血脉而藏神明,心病则气血逆行,神明不安,发为惊悸、怔忡。其病因不外虚实2个方面:虚者为气血阴阳亏损,心神失养而致;实者多由痰火扰心,水饮凌心及瘀血阻脉,气血运行不畅引起。虚实之间可以相互夹杂或转化。如实证日久,正气亏耗,可分别兼气、血、阴、阳之亏损。而虚证也可因虚致实,往往兼见实证表现。心律失常的病因病机总结起来有以下5个方面的因素。

（一）体质虚弱

禀赋不足，素体虚弱，或久病失养，劳欲过度，气血阴阳亏虚，心失所养，发为心悸。

（二）饮食劳倦

嗜食膏粱厚味、煎炸炙煿，蕴热化火生痰，或伤脾滋生痰浊，痰火扰心而致心悸。

（三）七情所伤

平素心虚胆怯，突遇惊恐，忤犯心神，心神动摇，不能自主而心悸。长期忧思不解，心气郁结，化火生痰，痰火扰心，心神不宁而心悸；或气阴暗耗，心神失养而心悸。此外如大怒伤肝、大恐伤肾，怒则气逆，恐则精却，阴虚于下，火逆于上，动撼心神而发惊悸。

（四）感受外邪

风、寒、湿三气杂至，合而为痹，痹证日久，复感外邪，内舍于心，痹阻心脉，心血运行受阻，发为心悸；或风寒湿热之邪，由血脉内侵于心，耗伤心阴心气，亦可引起心悸。温病、疫毒均可灼伤营阴，心失所养，或邪毒内扰心神，如春温、风温、暑湿、白喉、梅毒等病，往往伴见心悸。

（五）药物中毒

药物过量或毒性较剧，损及于心，引起心悸，如附子、乌头，或西药锑剂、洋地黄、奎尼丁、肾上腺素、阿托品等，当用药过量或不当时，均能引发心动悸、脉结代一类证候。食物中毒、阿霉素中毒等，亦是诱发心悸的常见原因。

总而言之，心悸的发生常与平素体质虚弱、情志所伤、劳倦、汗出受邪等有关。平素体质不强，心气怯弱，久病心血不足，或忧思过度，劳伤心脾，使心神不能自主，发为心悸；肾阴亏虚，水火不济，虚火妄动，上扰心神而致病；脾肾阳虚，不能蒸化水液，停聚为饮，上犯于心，心阳被遏，心脉痹阻，发为心悸。

二、西医病因与发病机制

（一）病因

心律失常的病因可分为 3 类。

1.心脏本身的因素

如风湿性心脏病、冠状动脉粥样硬化性心脏病、高血压性心脏病、心肌炎、心肌病等,这些器质性心脏病均可引起心律失常。

2.全身性因素

如电解质紊乱(高血钾症、低血钾症),各种感染、中毒,酸碱平衡紊乱及药物影响。

3.其他器官障碍的因素

心脏以外的其他器官,在发生功能性或器质性改变时也可诱发心律失常,如甲状腺功能亢进、贫血、发热等。

临床上最常见的心律失常有期前收缩、阵发性心动过速、心房纤颤和传导阻滞等。正常人在体力活动、情绪激动、吸烟、饮酒、喝茶、过食等情况下,可出现心动过速,在按压颈动脉窦、恶心、呕吐等兴奋迷走神经时可引起心动过缓,这些都属于生理现象。

(二)发病机制

心律失常发生的机制可分为冲动形成异常、冲动传导异常或两者兼有。

1.冲动形成异常

冲动形成异常可分为自律性机制和触发活动。

(1)自律性机制:自律性是指心肌细胞自发产生动作电位的能力。其电生理基础是四期自发性去极化活动。通常在较负的静息电位水平(−90～−80 mV)开始自发去极化。窦房结、心房传导束、房室交界区和希氏、浦氏系统细胞均具有高度的自律性。在正常的情况下,心脏窦房结的自律性最高,控制着整个心脏跳动的节律,其他部位潜在起搏点,均被抑制,并不能发挥起搏作用。当窦房结细胞的频率降低或者潜在起搏点兴奋性增高时,窦房结对其他起搏点的抑制作用被解除,潜在起搏点发挥起搏功能,产生异位心律。正常的心肌细胞在舒张期不具有自动除极的功能,但是当心肌细胞的静息电位由原来的−90 mV升高到−65 mV时,开始出现四期自发性去极化并反复发生激动,称为异常自律性。在心脏存在器质性病变或在外来因素的影响下,可导致心肌膜电位降低引起异常自律性。当窦房结的频率降低到病变心肌细胞的自律性以下时,异常自律性就以异常节律的方式表现出来。

冲动起源异常如发生在窦房结,可产生窦性心律失常,发生于窦房结以外的节律点,则产生异位节律。当窦房结的自律性降低、冲动产生过缓或传导遇到障碍时,房室交界区或其他部位节律点便取代了窦房结的起搏功能,其发出的冲动完全或部分地控制心脏的活动,形成了被动性异位搏动(又称为逸搏)或异位心律(又称为逸搏心律)。当异位节律点的自律性超过窦房结时,便可控制整个心脏的搏动,形成主动性异位节律。若异位节律只有一个或两个,则称为期前收缩;若连续出现一系列自发性异位搏动,则称为异位快速心律失常。

(2)触发活动:触发活动是指心脏的局部出现儿茶酚胺浓度增高、低血钾、高血钙与洋地黄中毒时,心房、心室与希氏、浦氏组织在动作电位后产生除极活动,称为后除极。若后除极的振幅增高并达阈值,便可引起反复激动。其可分为早期后除极和延迟后除极。

早期后除极发生于动作电位复极过程中,通常产生较高的膜电位水平,发生于期前基础动作电位频率缓慢时,是"慢频率依赖性"后去极化活动。早期后除极引起的第二次超射可产生与前一激动联律间期相对固定的期前收缩及阵发性心动过速。

延迟后除极是在动作电位复极完成后发生的短暂、振荡性除极活动。洋地黄中毒、儿茶酚胺、高血钙等均能使延迟后除极增强,从而诱发快速心律失常。

2.冲动传导异常

冲动传导异常可分为传导障碍和折返激动。

(1)传导障碍:心脏传导系统本身的病变或外来因素的影响,例如某些药物、体液、电解质等均可引起传导障碍。其中包括传导减慢、传导阻滞、递减性传导、单向阻滞、单向传导和不均匀传导。

冲动传导障碍在临床上常表现为各种传导阻滞,分为窦房结性、房性、房室性及室内性阻滞。其中以房室和室内阻滞较为多见。传导减慢是指局部的心肌轻度抑制,使窦房结的冲动在下传过程中传导速度减慢,但激动仍能下传。最常见的类型有心动过缓。当冲动传至处于生理不应期的传导组织或心肌时,表现为应激性差和传导障碍(传导延缓或传导中断),形成生理传导阻滞或干扰现象。生理性传导阻滞主要发生在房室交界区和心室内,常为暂时性,有时能对心脏起到保护作用,使心室免于过度频繁无效的收缩。当传导组织或心肌固有的不应期异常延长或传导途径损害甚至中断时,传导能力降低或丧失,激动下传受阻,为病理性传导阻滞。另外,动作电位的幅度降低,除极速度减慢或频率减低,引起传导延缓和阻滞。递减性传导是指在激动的传导过程中,动作电位不断减小,传导速度不断减慢,直至小到不能引起附近细胞除极而使传导中断。在正常情况下,仅见于房室交界区;但在病理情况下,可发生于心脏的任何部位。在正常生理情况下,心肌可呈双向传导;但在病理情况下,激动只能沿一个方向传导,相反方向的激动不能通过,称为单向传导或阻滞。

(2)折返激动:折返激动是所有的快速性心律失常最常见的发生机制。正常心脏的一次窦性激动经心房、房室结和心室传导后消失。当心脏在解剖或功能上存在双重的传导途径时,激动可沿一条途径下传,又从另一途径返回,使在心脏内传导的激动持续存在,并在心脏组织不应期结束后再次兴奋心房或心室,这种现象称为折返激动。单向阻滞和传导减慢是折返形成的必要条件。一般认为,环形运动和纵向分离是折返形成的方式。

根据环形运动发生的部位可表现为各种阵发性心动过速、扑动及颤动。另外,心脏的传导还有一些特殊的现象,如干扰现象与干扰性脱节、隐匿性传导、超常传导和韦登斯基现象、室内差异性传导等。

第三节 诊 断

一、临床表现

(一)病史

心律失常的诊断应从详尽采集病史入手,让患者客观描述发生心悸等症状时的感受。病史通常能提供对诊断有用的线索。

1.心律失常的存在及其类证

年轻人曾有晕厥发作,体检正常,心电图提示预激综合征,如果心动过速快而整齐,突然发作与终止,可能是房室折返性心动过速;如果心率快而不整齐,可能是预激综合征合并心房颤动。老年人曾有晕厥发作,如果心室率快,应怀疑室性心动过速;如果心室率慢,应怀疑病态窦房结综合征或完全性房室传导阻滞。

2.心律失常的诱发因素

烟、酒、咖啡、运动及精神刺激等。由运动、受惊或情绪激动诱发的心肌通常由儿茶酚胺敏感的自律性或触发性心动过速引起;静息时发作的心悸或患者因心悸而从睡眠中惊醒,可能与迷走神经有关,如心房颤动的发作。

3.心律失常发作的频繁程度、起止方式

若心悸能被屏气、Valsalva 动作或其他刺激迷走神经的方式有效终止,则提示房室结很有可能参与了心动过速的发生机制。

4.心律失常对患者造成的影响

心律失常产生的症状或存在有潜在预后意义,这些特征能帮助临床医师了解明确诊断和实施治疗的迫切性,如一个每日均有发作且发作时伴有近似晕厥或严重呼吸困难的患者和一个偶尔发作且仅伴有轻度心悸症状的患者相比,前者理应得到更迅速地临床评估。

(二)体格检查

在患者发作有症状的心律失常时,对其进行体格检查通常是有启迪作用的。检查心率、心律和血压是至关重要的。检查颈动脉的压力和波型可以发现心房扑动时颈静脉的快速搏动,是因完全性房室传导阻滞还是因室速而导致的房室分离。此类患者的右心房收缩发生在三尖瓣关闭时,可产生大炮 a 波。第一心音强度不等有相同的提示意义。

按压颈动脉窦的反应对诊断心律失常提供了重要的信息。颈动脉窦按摩通过提高迷走神经张力、减慢窦房结冲动发放频率和延长房室结传导时间与不应期,可对某些心律失常的及时终止和诊断提供帮助。其操作方法是患者取平卧位,尽量伸展颈部,头部转向对侧,轻轻推开胸锁乳突肌,在下颌角处触及颈动脉搏动,先以手指轻触并观察患者反应。如无心率变化,继续以轻柔的按摩手法逐渐增加压力,持续约 5 秒。严禁双侧同时施行。老年患者颈动脉窦按摩偶尔会引起脑梗死,因此事前应在颈部听诊,如听到颈动脉嗡鸣音应禁止施行。窦性心动过速对颈动脉窦按摩的反应是心率逐渐减慢,停止按摩后恢复至原来水平。房室结参与的折返性心动过速的反应是可能心动过速突然终止。心房颤动与扑动的反应是心室率减慢,后者心房率与心室率可呈(2～4):1,随后恢复原来心室率,但心房颤动与扑动依然存在。鉴于诊治心律失常的方法已有长足进展,因此目前按压颈动脉窦的方法已经极少使用。

二、辅助检查

(一)心电图检查

心电图检查是诊断心律失常最重要的一项无创伤性检查技术。应记录12 导联心电图,并记录清楚显示 P 波导联的节律条图以备分析,通常选择 V_1 或 Ⅱ导联。系统分析:P 波是否存在,心房率与心室率各多少,两者是否相等;PP间期与 PR 间期是否规律,如果不规律关系是否固定;每一心室波是否有相关的P 波,P 波是在 QRS 波之前还是 QRS 波后,PR 或 RP 间期是否恒定;P 波与QRS 波形态是否正常,各导联中 P、QRS 波与 PR、QT 间期是否正常等。

1.窦性心动过速

(1)生理性窦性心动过速:①窦性 P 波,频率>100 次/分,PP 间期可有轻度变化,P 波形态正常,但振幅可变大或高尖。②PR 间期一般固定。心率较快时,有时 P 波可重叠在前一心搏的 T 波上。

(2)不适当窦性心动过速:①心动过速及其症状呈非阵发性;②动态心电图提示患者出现持续性窦性心动过速,心率>100 次/分;③P 波的形态和心内激动顺序与窦性心律时完全相同;④排除继发性实性心动过速的原因,如甲状腺功能亢进等。

2.窦性心动过缓

(1)P 波在 QRS 波前,形态正常,为窦性。

(2)PP 间期(或 RR 间期)>1 秒;无房室传导阻滞时 PR 间期固定且>0.12 秒,为 0.12~0.20 秒,常伴有窦性心律不齐。

3.期前收缩

(1)房性期前收缩的心电图特征:①P、QRS-T 波群提前出现、QRS 波群为室上性;②P 波形态与窦性不一致;③代偿间歇不完全。

(2)室性期前收缩的心电图特征:①QRS-T 波群提前出现、QRS 波增宽;②T 波与 QRS 波群主波方向相反;③窦性 P 波与宽 QRST 无关;④代偿间歇完全。

(3)交界性期前收缩的心电图特征:①P、QRS-T 波群提前出现;②P 波为逆行 P 波,逆行 P 波可位于 QRS 波群之前,PR<0.12 秒;③逆行 P 波可位于 QRS 波群之后,RP<0.20 秒;④逆行 P 波可位于 QRS 波群之间,看不到 P 波;⑤代偿间歇完全,也可不完全;⑥QRS 波为室上性,除非伴室内差异传导。

4.阵发性心动过速

(1)阵发性室上性心动过速:①一系列快而规则的 QRS 波群,频率为 150~220 次/分,偶可高达 260 次/分。②QRS 波群形态多呈室上性,少数伴室内差异传导、室内阻滞或旁道前传而致 QRS 波形增宽畸形。③少数患者在窦性心律时,可表现为预激综合征。

(2)阵发性室性心动过速:连续出现 3 次或 3 次以上的宽大 QRS 波群(QRS 时间>0.12 秒),心室率>100 次/分,如见有 P 波与 QRS 波群分离或心室夺获,则室性心动过速可确诊。

5.心房颤动

(1)P 波消失,代之以形态、间距、振幅不等的心房颤动波(f 波),频率 350~600 次/分。

(2)QRS 波群为室上性、振幅不等,RR 间距绝对不齐。

（3）部分 QRS 波群可因伴室内差异传导而显增宽、畸形，应与室性期前收缩相鉴别。

（4）当连续出现时应与室性心动过速及预激综合征相鉴别。

6.心房扑动

P 波消失代之以形态、间距、振幅相同的锯齿样扑动波，期间无等电位线，频率为 250～350 次/分，房室传导多为 2∶1 或 4∶1，此时心律规则，当不同比例传导时，心室率不规则，偶见有 1∶1 传导。

7.心室扑动与颤动

（1）心室扑动：①QRS-T 波形的基本形态消失，代之以形状、时间、振幅大致相等，间隔匀齐的快速连续的正弦波。②心室扑动的频率多在 250～300 次/分，可<150 次/分甚至 100 次/分。③反复发作，每次发作持续数秒或 1～2 分钟。心功能好者扑动波的振幅高，可转为室性心动过速或窦性心律，扑动波的振幅低、频率慢者，很快会转为心室颤动而猝死。

（2）心室颤动：①正常的 P-QRS-T 综合波消失，代之以形态各异、振幅不等、间距不一的颤动波，频率为 250～500 次/分。颤动波之间无等位线。②心室颤动发生时，颤动波的振幅有高有低，振幅≥0.5 mV 者称为粗波型心室颤动；振幅<0.5 mV 者称为细波型心室颤动。粗波型心室颤动多见于心功能较好的病例，如能及时进行电除颤转复窦性心律的成功率较高；细波型心室颤动多见于心功能较差的病例，即使电除颤转复窦性心律的成功率极低。

8.预激综合征

（1）房室旁路：PR 间期<0.12 秒，QRS 时限>0.11 秒，QRS 波群起始部粗钝，与其余部分形成挫顿，即所谓的预激波，继发性 ST-T 波改变。其中预激波和在 V_1 导联均向上者称 A 型，均向下者称 B 型。若房室旁路的传导为前向，心室由房室结和房室旁路两者激活的心电图表现特征；若为逆向，在窦性心律时心电图正常，但仍可导致折返性心动过速，称为隐匿性预激综合征。

（2）房结、房希旁路：PR 间期<0.12 秒，QRS 正常，无预激波。

（3）结室、束室旁路：PR 间期正常，QRS 增宽，有预激波。

心向量图可作为诊断依据，其特征是各个面上 QRS 环起始部分运行缓慢，成一直线，持续可达 0.08 秒。以后突然转向并以正常速度继续运行，QRS 环运行时间可>0.12 秒。His 束电图和体表或心外膜标测有助于鉴别各型预激和旁路定位，在确诊旁路是否参与心动过速折返环方面起重要作用。

9.病态窦房结综合征

(1)严重而持久的窦性心动过缓,常见心率<45次/分。

(2)频发窦性停搏和窦房传导阻滞。

(3)在上述基础上,伴有快速室上性心律失常,当心动过速终止时窦性心律不能及时出现,产生较长时间的停搏,称为心动过缓-心动过速综合征(又称慢-快综合征)。

(4)当合并房室交界区病变时,常见逸搏间期>2秒,交界性逸搏心律常在35次/分以下,称为双结病变。

10.房室传导阻滞

(1)一度房室传导阻滞:正常窦性心律时,成人PR间期>0.20秒(14岁以下小儿≥0.18秒)。

(2)二度Ⅰ型房室传导阻滞:正常窦性心律时,PR间期逐渐延长直至QRS波脱漏;PR的净增量逐渐缩短,因此RR逐渐缩短;包括受阻P波的长RR间期短于两个窦性周期。

(3)二度Ⅱ型房室传导阻滞:正常窦性心律时,PR间期固定,可正常或延长;QRS波周期性脱漏,包含受阻P波的长RR间期是窦性周期的倍数。如连续2个或2个以上P波受阻,称为高度房室传导阻滞。

(4)三度房室传导阻滞心房可由窦性或其他室上性心律控制,而心室则由交界区或心室逸搏点控制。窦性心律时,P波与QRS波无固定关系,P波的频率大于QRS波群的频率。如发生心房颤动,心室率慢而规则。

(二)动态心电图检查

动态心电图检查通过24小时连续心电图记录,可能记录到心悸与晕厥等症状的发生是否与心律失常有关,从而明确心律失常或心肌缺血发作与日常活动的关系及昼夜分布特征,协助评价药物疗效、起搏器或埋藏式心脏复律除颤器的疗效及是否出现功能障碍。

不同的动态心电图记录可为各种特殊的检查服务。多次重复记录的24小时心电图对于明确是否有房性期前收缩触发的心房颤动,进而是否需要进行电生理检查或导管消融术很有必要。12导联动态心电图,对于需要在行射频消融术前,明确室性心动过速的形态或诊断心房颤动消融灶导致的形态一致的房性期前收缩方面是很有用的。目前,绝大多数的动态心电图系统尚可提供有关心率变异性的数据。

(三)事件记录

若患者心律失常间歇发作且不频繁,有时难以用动态心电图检查发现。此时,可应用事件记录器记录发生心律失常及其前后的心电图,通过直接回放或经电话(包括手机)或互联网将实时记录的心电图传输至医院。尚有一种记录装置可埋植于患者皮下一段时间,装置可自行启动、检测和记录心律失常,可用于发作不频繁、原因未明而可能是心律失常所致的晕厥病例。

(四)运动试验

患者在运动时出现心悸症状,可进行运动试验协助诊断。运动能诱发各种类型的室上性和室性快速性心律失常,偶尔也可诱发缓慢性心律失常。但应注意,正常人进行运动试验,亦可发生室性期前收缩。临床症状与运动诱发出心律失常时产生的症状(如晕厥、持续性心悸)一致的患者应考虑进行负荷试验。负荷试验可以揭露更复杂的心律失常,诱发室上性心律失常,测定心律失常和活动的关系,帮助选择抗心律失常治疗和揭示致心律失常反应,并可能识别一些心律失常机制。

(五)食管心电图检查

食管心电图检查是一种有用的非创伤性诊断心律失常的方法。解剖上左心房后壁毗邻食管,因此,插入食管电极导管并置于心房水平时,能记录到清晰的心房电位,并能进行心房快速起搏或程序电刺激。

食管心电图检查结合电刺激技术可对常见室上性心动过速发生机制的判断提供帮助,如确定是否存在房室结双径路。房室结折返性心动过速能被心房电刺激诱发和终止。食管心电图能清晰地识别心房与心室电活动,便于确定房室分离,有助于鉴别室上性心动过速伴室内差异性传导与室性心动过速。食管快速心房起搏能使预激图形明显化,有助于不典型的预激综合征患者确诊。应用电刺激诱发与终止心动过速,可协助评价抗心律失常药物疗效。食管心房刺激技术亦用于评价窦房结功能。此外,快速心房起搏可终止药物治疗无效的某些类型室上性折返性心动过速。

需要指出的是,食管心电图由于记录部位的局限,对于激动的起源部位尚不能作出准确的判断,仍应结合常规体表心电图才能更好地发挥其特点。此外,食管心电图记录后,根据心动过速的发生原因还可以立即给予有效的治疗。因此,应该进一步确立和拓宽食管心电图在临床上的地位与作用。

三、诊断要点

(一)窦性心动过速

(1)心率在静息或轻微活动的情况下过度增快,出现持续性窦性心动过速

(心率＞100 次/分),心动过速和症状是非阵发性的。

(2)心悸、近乎晕厥等症状明确与该心动过速有关。

(3)24 小时动态心电图监测平均心率＞95 次/分,白天静息心率＞95 次/分,由平卧位变为直立位时心率＞25 次/分。

(4)结合心电图进行诊断。

(5)采用平板运动的标准 Bruce 试验,在最初 90 秒的低负荷下,心率＞130 次/分。

(6)排除继发性原因(如甲状腺功能亢进嗜铬细胞瘤、身体调节功能减退等)。

(二)窦性心动过速

(1)一般无症状。心动过缓显著或伴有器质性心脏病者,可有头晕、乏力,甚至晕厥,可诱发心绞痛甚至心力衰竭。

(2)心率一般在 50 次/分左右,偶有＜40 次/分者。

(3)结合心电图进行诊断。

(三)期前收缩

(1)有心跳停搏感,常称为心悸。

(2)脉搏触诊及心脏听诊可发现有期前收缩。

(3)心脏听诊心律不齐,可闻及期前收缩及长间歇,第一心音常增强,第二心音减弱或消失。

(4)结合心电图(包括 24 小时动态心电图)进行诊断。

(5)本病应与其他类似症状和体征的心律失常相鉴别,如心动过速、心房颤动、传导阻滞等,心电图可明确诊断。

(四)阵发性心动过速

1.阵发性室上性心动过速

(1)一般无器质性心脏疾病史。

(2)心动过速突发突止,反复发作。

(3)心律齐,心率 150～220 次/分。

(4)压迫眼球、压迫颈动脉窦或其他刺激迷走神经的方法,可终止心动过速。

(5)发作时心电图可确诊。

(6)如无发作时的心电图,可做动态心电图或经食管心房起搏诱发心动过速,从而明确诊断。

(7)应与其他有类似症状的心动过速相鉴别,如窦性心动过速、心房扑动

（2：1传导）、快速心房颤动、室性心动过速等,心电图可资鉴别。

2.阵发性室性心动过速

（1）心动过速发作时出现心悸、出冷汗、面色苍白、血压下降、心力衰竭加重及昏厥,甚至反复发作阿-斯综合征的患者,应考虑为室性心动过速。

（2）心率120～180次/分。

（3）第一心音强弱不等及颈静脉不规则搏动（房室脱节）,部分患者可闻及大炮音。

（4）血压下降、脉搏细速、冷汗、面色苍白、外周循环不良,见于器质性心脏病、多形性室速、心室率过快者。

（5）依据心电图、动态心电图等记录一般可以确诊。

（6）排除以下疾病:①有类似症状的心动过速,如窦性心动过速、室上性心动过速、快速心房颤动等,心电图可资鉴别。②有类似心电图、动态心电图表现的室上性心动过速伴室内差异传导、室内阻滞、旁道前传及预激合并心房颤动。应仔细分析心电图的特征,大多可以鉴别。部分患者需行食管调搏或腔内电生理检查来鉴别。

（五）心房颤动

（1）心率60～180次/分,心律绝对不齐,第一心音强弱不等。

（2）脉搏不规则,脉搏短绌。

（3）原有心脏疾病的体征。

（4）结合发作时的心电图特征。

（5）应与其他有类似症状的心动过速相鉴别,如窦性心动过速、心房扑动（2：1传导）、室上性心动过速、室性心动过速等,仔细的体格检查、心电图检查可资鉴别。

（六）心房扑动

（1）心律不齐,类似心房颤动。

（2）心房扑动2：1房室传导最常见,心率150～170次/分,规则。

（3）原有心脏疾病的体征

（4）结合发作时的心电图特征。

（5）患者症状取决于心室率,心室率快者可有心悸、胸闷、气短、头昏,并可诱发心绞痛、心力衰竭、休克、昏厥;心室率在正常范围内则可无明显症状。

（6）应与其他有类似症状的心动过速相鉴别,如窦性心动过速、室上性心动过速、室性心动过速等。不同比例房室传导时应与心房颤动相鉴别。一般仔细的体格检查、心电图检查可资鉴别。

（七）心室扑动与颤动

（1）有突然意识丧失、抽搐、血压测不出，随即呼吸、心跳停止等临床表现。

（2）颈、股动脉搏动消失，皮肤苍白或发绀，听诊心音消失。

（3）结合心电图进行诊断。

（八）预激综合征

（1）单纯预激无症状，并发室上速时症状与一般室上速相似，发生在无器质性心脏病的年轻患者，频率在200次/分以下，且持续时间较短者，大多仅有突然心悸感。在有器质性心脏病基础，频率＞200次/分，发作持续时间长者，可引起心脑等器官供血不足症状，重者猝死。并发心房扑动250次/分，可导致心室颤动，易致死。

（2）有阵发性快速心律失常发作史。

（3）心电图有预激波。

（4）心脏电生理检查可诱发心动过速。

（5）应与非预激综合征引起的快速心律失常相鉴别，且与室内传导阻滞、心肌梗死、室性心动过速等鉴别，一般心电图可资鉴别。

（九）病态窦房结综合征

（1）心脏听诊有长间歇停搏。

（2）脉搏较慢。

（3）有典型的病史，即心率过慢或长间歇停搏使心排出量减少，导致不同程度的脑、心、肾等脏器供血不足的临床表现。

（4）心电图及派生心电图可确诊。

（5）排除迷走神经张力增高、药物、电解质紊乱等因素的影响。

（十）房室传导阻滞

（1）一度房室传导阻滞者可无明显体征或第一心音低钝；二度房室传导阻滞者，听诊可发现心搏脱漏；三度房室传导阻滞者，心室率较为缓慢（35～60次/分），听诊可发现第一心音强弱不等、心房音及"大炮音"。另外，因心室率慢，心脏每搏量增加，主动脉瓣区可闻及收缩期杂音，收缩期血压也常代偿性升高。

（2）有典型的病史，即由于心室率过慢或长间歇停搏使心排出量减少导致不同程度的脑、心、肾等脏器供血不足的临床表现。

（3）心电图及派生心电图可确诊。

（4）排除迷走张力增高、药物、电解质紊乱等因素的影响。

（5）房室传导阻滞应与病窦综合征相鉴别，一般心电图可资鉴别。

第四节 鉴 别 诊 断

一、阵发性室上性心动过速伴室内差异性传导

室性心动过速与阵发性室上性心动过速伴室内差异性传导酷似，均为宽QRS波群心动过速，两者应仔细鉴别。下述诸点有助于阵发性室上性心动过速伴室内差异性传导的诊断：①每次心动过速均由期前发生的P波开始；②P波与QRS波群相关，通常呈1∶1房室比例；③刺激迷走神经可减慢或终止心动过速。

二、预激综合征伴心房颤动

预激综合征患者发生心房颤动，冲动沿旁道下传预激心室表现为宽QRS波，沿房室结下传表现为窄QRS波，有时两者融合QRS波介于两者之间。当室率较快时易与室速混淆下述几点有助于预激综合征伴心房颤动的诊断。

（1）心房颤动发作前后有预激综合征的心电图形。

（2）QRS时限＞0.20秒，且由于预激心室程度不同QRS时限可有差异。

（3）心律明显不齐，多数情况下心率＞200次/分。

（4）心动过速QRS波中有预激综合征心电图形时，有利于预激综合征伴心房颤动的诊断。

第五节 治 疗

一、方剂治疗

(一)心虚胆怯证

1.症状

心悸或怔忡，善惊易怒，坐卧不安，少寐多梦。苔薄白，脉动数或虚弦。

2.治法

镇惊定志,养心安神。

3.方剂

安神定志丸加减。

4.药物

人参、茯神、石菖蒲、龙骨、远志、琥珀、磁石。

(二)心血不足证

1.症状

心悸或怔忡,头晕,面色不华,倦怠乏力,舌淡红,脉细弱。

2.治法

补养心血,益气安神。

3.方剂

归脾汤加减。

4.药物

炙甘草、人参、黄芪、白术、当归、龙眼肉、酸枣仁、远志、地黄、麦冬。

(三)阴虚火旺证

1.症状

心悸不宁,心短少寐,头晕目眩,手足心热,腰酸耳鸣,舌红,少苔或无苔,脉细数。

2.治法

滋阴清火,养心安神。

3.方剂

天王补心丹加减。

4.药物

生地黄、党参、天冬、麦冬、当归、丹参、党参、茯苓、柏子仁、夜交藤、五味子、生牡蛎。

(四)心阳不振证

1.症状

心悸或怔忡,胸闷气短,面色苍白,形寒肢冷。舌质淡白,脉象虚弱或沉细而数。

2.治法

温补心阳,安神定悸。

3.方剂

桂枝甘草龙骨牡蛎汤加味。

4.药物

炙甘草、桂枝、生龙骨、生牡蛎、熟附子、黄芪、泽泻。

(五)水饮凌心证

1.症状

心悸眩晕,胸脘痞满,形寒肢冷,小便短少,或下肢浮肿,渴不欲饮,恶心、吐涎。苔白滑,脉结代。

2.治法

振奋心阳,化气行水。

3.方剂

苓桂术甘汤加减。

4.药物

茯苓、桂枝、甘草、白术、清半夏、生姜、黄芪、人参、熟附子。

(六)心血瘀阻证

1.症状

心悸不安,胸闷不舒,心痛时作,或甲唇青紫。舌紫暗或有瘀斑,脉涩或结代。

2.治法

活血化瘀,理气通络。

3.方剂

桃仁红花煎加减。

4.药物

桃仁、红花、丹参、赤芍、川芎、木香、延胡索、炙甘草、桂枝、生牡蛎。

二、脐灸治疗

(一)证型

心阳不足,心神失养证。

(二)治法

温通心阳,养心安神。

(三)脐灸方

养心安神方。

(四)组成

丹参、柏子仁、炒酸枣仁、桂枝、五味子、远志、黄柏等。

(五)用法

神阙穴穴位贴敷结合脐灸,每次连施 6 柱,1 周 3 次。

(六)注意事项

在排除脐灸疗法使用禁忌后,患者需符合脐灸疗法心律失常适应范围(见第二章第三节)。

三、膏方治疗

(一)血虚胆怯证

1.症状

胆小,易受惊恐,心悸不宁,坐卧不安,害怕听到巨大声响,眠差多梦而易惊醒,面色少华,神疲乏力。舌淡,苔薄白,脉细数或细弦。

2.治法

平惊定志,养血安神。

3.膏方

定志安神膏。

4.组成

茯苓 300 g,茯神 250 g,远志 250 g,生地黄 200 g,熟地黄 150 g,人参 150 g,白芍 200 g,酸枣仁 200 g,川芎 250 g,龙眼肉 250 g,柏子仁 200 g,当归 200 g,龙齿 150 g,石决明 200 g,陈皮 300 g,法半夏 100 g,牡蛎 250 g,竹茹 150 g,麦冬 200 g,炙甘草 100 g。

5.制法

共以水煎透,去渣再熬浓汁,加阿胶 150 g、炼蜜 200 g、黄酒 500 mL,收膏,冷藏备用。

6.服法

早、晚饭后半小时服用 15 g,以温开水送服。

(二)痰火扰心证

1.症状

心悸时作时止,自觉心率过快,可伴胸闷不适、心烦、入睡困难、睡时多梦,口苦咽干、耳鸣、腰酸、头晕目眩,大便干、小便赤。舌红,苔黄腻,脉弦细数。

2.治法

滋阴清热,化痰宁心。

3.膏方

清心温胆膏。

4.组成

茯苓 250 g,姜半夏 100 g,瓜蒌 200 g,枳壳 150 g,石决明 200 g,牡蛎 250 g,牡丹皮 200 g,竹茹 250 g,茯神 250 g,陈皮 300 g,龙齿 150 g,白芍 200 g,赤芍 200 g,苦参 100 g,甘松 200 g,栀子 100 g,当归 150 g,白术 200 g,黄连 100 g,百合 100 g,生地黄 100 g。

5.制法

共以水煎透,去渣再熬浓汁,加炼蜜 150 g、琼脂 100 g、黄酒 500 mL,收膏,冷藏备用。

6.服法

早、晚饭后半小时服用 15 g,以温开水送服。

(三)阴虚火旺证

1.症状

心烦而悸,烘热汗出,或伴有夜间手脚心热、口渴咽干、眼目干涩、耳鸣阵阵、腰膝酸软、小便短赤、大便干燥。舌红少苔,脉细弦。

2.治法

滋阴清热,宁心安神。

3.膏方

育阴清热定悸膏。

4.组成

西洋参 100 g,麦冬 150 g,生地黄 200 g,丹参 150 g,玄参 150 g,桔梗 200 g,五味子 150 g,牡丹皮 150 g,赤芍 150 g,天花粉 100 g,远志 150 g,茯神 200 g,茯苓 200 g,百合 150 g,天冬 100 g,炙甘草 200 g,知母 100 g,玉竹 150 g,北沙参 150 g,海螵蛸 150 g,当归 100 g。

5.制法

共以水煎透,去渣再熬浓汁,加龟甲胶 150 g、阿胶 100 g、黄酒 500 mL,收膏,冷藏备用。

6.服法

早饭后半小时服用 10 g,晚饭后半小时服用 15 g,以温开水送服。

(四)气滞血瘀证

1.症状

心悸时作,可伴胸闷、胸痛时作,与情绪相关,善太息,常伴胁肋部不适或兼胃脘不适。唇舌紫暗,脉弦涩或结代。

2.治法

活血化瘀,理气通络。

3.膏方

疏肝活血定悸膏。

4.组成

丹参 210 g,延胡索 280 g,益母草 280 g,枳壳 200 g,陈皮 300 g,生地黄 200 g,全当归 250 g,甘草 100 g,郁金 250 g,木香 70 g,白术 150 g,甘松 200 g,桃仁 100 g,红花 100 g,桔梗 150 g,香附 200 g,三七 50 g,法半夏 80 g,赤芍 200 g,柴胡 150 g,川芎 150 g,枳壳 150 g。

5.制法

共以水煎透,去渣再熬浓汁,加鹿角胶 100 g、阿胶 150 g、炼蜜 200 g、黄酒 500 mL,收膏,冷藏备用。

6.服法

早饭后半小时服用 10 g,晚饭后半小时服用 15 g,以温开水送服。

(五)心肾阳虚证

1.症状

心悸时作,伴胸闷、乏力、气短,动则尤甚,可伴见畏寒肢冷、少气懒言、面色淡白、腰膝酸软,失眠多梦,阳痿、早泄,小便清长。舌淡苔白,脉沉细弱。

2.治法

温补心肾阳气,安神定悸。

3.膏方

补肾养心膏。

4.组成

桂枝 300 g,生地黄 200 g,熟地黄 300 g,炙黄芪 250 g,当归 150 g,丹参 200 g,山药 300 g,石决明 100 g,茯苓 200 g,茯神 250 g,远志 250 g,首乌藤 200 g,枸杞子 200 g,山茱萸 200 g,巴戟天 200 g,炙甘草 300 g,菟丝子 200 g,杜仲 250 g,附子 80 g,赤芍 200 g,川芎 150 g,肉苁蓉 200 g,五味子 120 g。

5.制法

共以水煎透,去渣再熬浓汁,加鹿角胶 150 g、炼蜜 100 g、饴糖 150 g、黄酒 500 mL,收膏,冷藏备用。

6.服法

早、晚饭后半小时服用 15 g,以温开水送服。

(六)水饮凌心证

1.症状

心悸时作,伴胸闷胀满、乏力、气短,张口抬肩,渴不欲饮,下肢浮肿,可伴眩晕、恶心、呕吐,或出现喘促、不能平卧、夜间憋醒、小便少。舌淡胖,苔滑,脉滑或浮大。

2.治法

温阳宁心,化气行水。

3.膏方

温阳利心膏。

4.组成

茯苓 300 g,桂枝 300 g,车前子 200 g(包煎),白术 250 g,猪苓 200 g,炙甘草 300 g,五加皮 250 g,葶苈子 250 g,杏仁 200 g,桔梗 200 g,枳壳 250 g,厚朴 200 g,丹参 100 g,川芎 200 g,陈皮 300 g,黄芪 300 g,白芍 200 g,泽兰 200 g,砂仁 150 g,当归 150 g,白豆蔻 150 g,淡豆豉 100 g,鸡内金 100 g。

5.制法

共以水煎透,去渣再熬浓汁,加鹿角胶 150 g、琼脂 100 g、阿胶 100 g、黄酒 500 mL,收膏,冷藏备用。

6.服法

早饭后半小时服用 15 g,晚饭后半小时服用 10 g,以温开水送服。

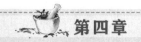

第四章

高 血 压

第一节 概　　述

一、定义

高血压是以动脉舒张压增高为主要表现的全身性慢性血管疾病,以"收缩压≥18.7 kPa(140 mmHg),舒张压≥12.0 kPa(90 mmHg)"为标准,是最常见的心血管疾病。高血压缓慢发作时,会有头痛、头晕、注意力不集中、记忆力减退、肢体麻木、夜尿增多、心悸、胸闷、乏力等症状。

当血压突然升高时,会出现剧烈头痛、呕吐、心悸、眩晕等症状,严重时会神志不清、抽搐。高血压也是心脑血管疾病最主要的危险因素,降低高血压患者的血压水平,可明显减少脑卒中及冠状动脉粥样硬化性心脏病发作,显著改善心脑血管疾病患者的生存质量。

二、流行病学

《中国心血管病报告 2018》显示,我国 18 岁及以上居民的高血压患病率为27.9%,高血压患病率随年龄增加而明显升高,65 岁及以上人群的高血压患病率>50%。高血压患病年轻化趋势日益显著,18～24 岁、25～34 岁和 35～44 岁人群高血压患病率分别为 3.5%、5.8% 和 14.1%。我国高血压患病率还存在较大的地区差异,整体呈现北方高、南方低的趋势,且大城市如北京、天津、上海等的患病率更高。18 岁及以上居民的高血压知晓率为 51.6%、治疗率为 45.8%、控制率 16.8%,我国高血压整体防治状况仍有待进一步改善。

三、分类

(一)按照病因分类

1.原发性高血压

原发性高血压是指原因不明确、以非特异性血压升高为主要表现的一组临床征象,占高血压患者的85％以上。其诊断标准为,在未用抗高血压药情况下,收缩压≥18.7 kPa(140 mmHg)和(或)舒张压≥12.0 kPa(90 mmHg),且排除继发性高血压。其中,收缩压≥18.7 kPa(140 mmHg)且舒张压<12.0 kPa(90 mmHg)单列为单纯收缩期高血压。患者既往有原发性高血压史,目前正在用抗高血压药,血压虽然<18.7/12.0 kPa(140/90 mmHg),也诊断为原发性高血压。

2.继发性高血压

继发性高血压即症状性高血压,是指可以应用现代技术加以明确病因,患病率占高血压患者15％左右。因此,若能根据病史、临床全面查体,以及必要的化验、超声、同位素肾图、影像学检查及早作出诊断,去除病因,有些通过手术或其他方法可以得到根治或病情明显改善。临床上按常见的继发性高血压的病因分为以下几种。

(1)肾性高血压。①肾实质性疾病:急、慢性肾小球肾炎,肾盂肾炎,红斑狼疮及其他风湿性疾病,放射性疾病,多囊肾,糖尿病肾病,肾盂积水,肾素分泌性肿瘤。②肾血管性:肾动脉畸形,动脉粥样硬化性肾动脉狭窄,肾梗死,多发性大动脉炎致肾动脉狭窄。③其他:肾外伤,肾周脓肿,肾动脉夹层,肾动脉血栓形成。

(2)内分泌性疾病。①甲状腺疾病:甲状腺功能亢进、甲状腺功能减退。②甲状旁腺疾病:甲状旁腺功能亢进。③肾上腺疾病:嗜铬细胞瘤、原发性醛固酮增多症、库欣综合征、先天性肾上腺皮质增生异常综合征、糖皮质激素反应性肾上腺皮质功能亢进。④垂体疾病:肢端肥大症。

(3)神经源性疾病:脑肿瘤、脑炎、家族性自主神经功能异常、延髓性脊髓灰质炎、肾上腺外嗜铬细胞瘤、颅高压、脑干损伤。

(4)机械性血流损伤:动脉粥样硬化性收缩性高血压、主动脉狭窄、主动脉瓣关闭不全、动静脉瘘(佩吉特病、动脉导管未闭)。

(5)外源性:中毒,如铅、铊;药物,如交感神经胺类、单胺氧化酶抑制剂与麻黄素或酪胺(包括含酪胺高的食物、干酪、红酒)合用、长期服用糖皮质激素、避孕药、摄食甘草制剂过多。

(二)按照病程进展速度分类

1.缓进型

临床上95％以上原发性高血压属于缓进型。

2.急进型

临床上主要见于恶性高血压。约5%的中、重度高血压可发展为恶性高血压,其发病机制尚不清楚。临床上发病急,而且多见于中、青年,血压显著升高,舒张压持续≥17.3 kPa(130 mmHg),肾脏损害突出,表现为持续蛋白尿、血尿、管型尿并可伴有肾功能不全,病情进展迅速,若不能迅速有力、有效地降压,可因心力衰竭、脑卒中、尿毒症而死。

(三)按照血压水平分类

目前我国采用正常血压[收缩压<16.0 kPa(120 mmHg)和舒张压<10.7 kPa(80 mmHg)]、正常高值[收缩压16.0～18.5 kPa(120～139 mmHg)和(或)舒张压10.7～11.9 kPa(80～89 mmHg)]和高血压[收缩压≥18.7 kPa(140 mmHg)和(或)舒张压≥12.0 kPa(90 mmHg)]进行血压水平分类(表4-1)。此外,收缩压≥18.7 kPa(140 mmHg)和舒张压<12.0 kPa(90 mmHg)为单纯收缩期高血压。以上分类适用于18岁以上任何年龄的成年人。

表4-1　血压水平分类和定义

分类		收缩压(mmHg)	舒张压(mmHg)
正常血压		<120 和	<80
正常高值		120～139 和(或)	80～89
高血压		≥140 和(或)	≥90
	1级高血压(轻度)	140～159 和(或)	90～99
	2级高血压(中度)	160～179 和(或)	100～109
	3级高血压(重度)	≥180 和(或)	≥110
单纯收缩期高血压		≥140 和	<90

注:当收缩压和舒张压分属于不同级别时,以较高的分级为准。

将血压水平16.0～18.5/10.7～11.9 kPa(120～139/80～89 mmHg)定为正常高值血压,主要根据我国流行病学研究的数据确定。血压水平16.0～18.5/10.7～11.9 kPa(120～139/80～89 mmHg)的人群,10年后心血管风险比血压水平14.7/10.0 kPa(110/75 mmHg)的人群增加1倍以上;而且,血压16.0～17.2/10.7～11.2 kPa(120～129/80～84 mmHg)和17.3～18.5/11.3～11.9 kPa(130～139/85～89 mmHg)的中年人群,10年后分别有45%和64%成为高血压患者。

根据血压升高水平,又进一步将高血压分为1级、2级和3级(表4-1)。动态血压监测的高血压诊断标准：平均收缩压/舒张压 24 小时≥17.3/10.7 kPa（130/80 mmHg）；白天≥18.0/11.3 kPa（135/85 mmHg）；夜间≥16.0～9.3 kPa（120/70 mmHg）。家庭血压监测的高血压诊断标准为≥18.0/11.3 kPa（135/85 mmHg），与诊室血压的 18.7/12.0 kPa（140/90 mmHg）相对应。

四、高血压患者心血管风险水平分层

（一）低危组

低危组包含无危险因素、无靶器官损害，高血压 1 级的患者，10 年中发生心血管事件的危险＜15％，临界高血压患者危险性更低。

（二）中危组

中危组包含 1～2 个危险因素，无靶器官损害，血压水平 1～2 级的患者，10 年中发生心血管事件的危险为 15％～20％。

（三）高危组

高危组包含 3 个以上危险因素，有糖尿病或靶器官损害的 1～2 级高血压患者或无其他危险因素的 3 级高血压患者，10 年中发生心血管事件的危险为 20％～30％。

（四）很高危组

很高危组包含有 1 种以上危险因素的 3 级高血压患者，或有靶器官损害并伴随相关临床情况（包括心血管疾病和肾脏疾病）的所有级别高血压患者，10 年中发生心血管事件的危险＞30％。

第二节　病因病机

一、中医病因病机

（一）病因

根据高血压的临床表现，中医学主要是通过眩晕、头痛来认识其病因病机的，常见病因有以下几个方面。

1.情志失调

高血压中的情志失调常见过度恼怒、长期忧思及恐惧、紧张和情绪波动等,这些因素一旦破坏人体的阴阳平衡,使脏腑气血功能失调,就会导致本病的发生。

2.饮食不节

饥饱失常,损伤脾胃,脾虚失运,酿生痰浊,上蒙清窍,及过食膏粱肥厚之品,体内痰热内盛,上冲清窍,导致本病发生。

3.久病过劳

久病和过劳可伤及人体正气,阴阳平衡失调,脏腑功能紊乱,发生本病。

4.先天禀赋异常

人体先天禀赋主要取决于父母之素质,即父母素质之偏盛偏衰可影响后代。父母因阴阳平衡失调而患高血压,使其子女易患高血压。

(二)病机

在上述病因的作用下,机体的阴阳平衡失调,脏腑、经络、气血功能紊乱,出现本虚标实之证,实指风、火、痰;虚指气、血、阴、阳之虚。病变脏腑以肝、脾、肾为重点,三者之中又以肝为主。临床表现在头窍,形成了以头晕、头痛为主要表现的高血压。其主要病机如下。

1.肝火上炎

素体阳盛阴衰之人,阴阳平衡失其常度,阴亏于下,阳亢于上;长期精神紧张或忧思郁怒,使肝失调达,肝气郁结,气郁化火伤阴,肝阴耗伤,风阳易动,上扰头目而出现眩晕、头痛。临床伴见目赤口苦,烦躁易怒,舌质红苔黄腻,脉弦数。

2.痰湿内阻

饮食不节,肥甘厚味太过,损伤脾胃,或忧思劳倦伤脾,以致脾虚,健运失职,聚湿生痰;或肝气郁结,气郁湿滞生痰。痰湿中阻,或兼内生之风火作祟,则表现头痛、脘闷、眩晕欲仆等。临床伴见头重如蒙,头胀昏晕,胸闷脘胀,恶心,呕吐痰涎,苔白腻,脉弦滑。

3.瘀血内阻

中医学认为"初病在经,久病入络""初病在气,久病入血""气病累血,血病则累气"。高血压患者随病程的延续,病情进一步发展,殃及血分,使血行不畅,终致瘀血阻络。临床伴见眩晕,耳鸣,面唇紫暗,舌质紫暗有瘀点或瘀斑,苔白,脉弦涩或细涩。

4.阴虚阳亢

素体阳盛阴衰之人,阴阳平衡失其常度,阴亏于下,阳亢于上;长期精神紧张或忧思郁怒,使肝失调达,肝气郁结,气郁化火伤阴,肝阴耗伤,风阳易动,上扰头目而出现眩晕、头痛。临床伴见目赤口苦,烦躁易怒,舌质红苔黄腻,脉弦数。

5.肾精不足

多因病久不愈,阴阳俱损而致。在高血压患者中多见阴损及阳,最终阴阳两虚。临床伴见眼花,耳鸣,腰膝酸软,遗精阳痿,肢冷麻木,夜尿频数、少尿水肿,舌质淡紫,苔白,脉沉弦细。

6.气血两虚

肝藏血,肾藏精,肾阴不足常可导致肝阴不足,肝阴不足亦可致肾阴不足。肝肾阴虚,不能涵敛阳气,阳气亢逆上冲,而出现眩晕、头痛。临床伴见眩晕耳鸣,遇劳、恼怒则加重,腰膝酸软,肢麻震颤,或颜面潮红,失眠多梦,舌红苔黄,脉弦细数。

7.冲任失调

冲任二脉调蓄人体脏腑经络气血功能失常,引起阴阳失衡或气机不畅,临床伴见眩晕耳鸣,月经周期紊乱,时寒时热,烦躁不安。

二、西医病因与发病机制

高血压的病因为多因素,尤其是环境因素和遗传因素交互作用,在高血压发生、发展中有着举足轻重的地位。迄今为止,高血压的发病机制有不少假说得到了一些实验室和临床材料的支持,但至今尚无完整统一认识。首先,高血压的个体性很强,不同个体之间不是同质性疾病,不同个体间的病因也不尽相同;其次,高血压病程长、进展慢,在整个疾病过程中,不同危险因素充当着不同的角色。因此高血压现被称为多环节、多因素、多阶段、个体差异性较大的一种疾病。目前本病较为主流的发病学说为多种后天危险因素加上一定的遗传因素综合作用的结果,涉及神经-体液、肾和血管等系统在内的多种机制。

(一)遗传因素

高血压的发病具有明显的家族集中性。研究表明,双亲均为高血压患者的正常血压子女,年幼时血浆中的儿茶酚胺浓度明显高于无高血压家族史的同龄人。待成年后,有阳性家族史的子女高血压患病率高达46%。约60%高血压患者有高血压家族史。目前认为高血压的遗传可能存在主要基因显性遗传和多基因关联遗传2种方式。在遗传表型上,不仅高血压发生率体现遗传,而且在血压高度、并发症发生及其他有关因素如肥胖等也有遗传性。研究表明,高血压发病病因60%来自基因的作用,40%来自环境影响,是遗传与环境因素共同作用的结果。

新近研究发现,高血压的发病还与一些基因突变有关,目前已对高血压相关的 150 种基因进行相关研究,包括了血压调节相关的激素及神经调节系统等诸多方面。目前确定与高血压有关的基因:1 号染色体位于 1p36.1 的 *ECE1* 基因及 1q42-q43 的 *AGT* 基因,2 号染色体 2p25-p24,3 号染色体位于 3q21-q25 的 *AGTR1* 基因及 3p14.1-q12.3,4 号染色体位于 4p16.3 的 *ADD1* 基因,7 号染色体位于 7q22.1 的 *CYP3A5* 基因和位于 7q36 的 *NOS3* 基因,12 号染色体位于 12p13 的 *GNB3* 基因,17 号染色体位于 17cen-q11de 的 *NOS* 基因,18 号染色体位于 18q21 的 *MEX3C* 基因,20 号染色体位于 20q13 的 *PTGIS* 基因。但目前高血压遗传分析所得结果复杂,结论不一致,有些结果不能重复。因此,很难判定哪一个特异基因与高血压发生发展有确切关联。

(二)神经与体液机制

1.交感神经系统活性增强

舒血管神经纤维和交感缩血管神经纤维共同作用影响血管张力,是目前已知的血管张力调节机制之一,其中以交感缩血管神经纤维为主。神经中枢功能在各种原因作用下发生改变,导致神经递质浓度与活性增强,主要为肾素-血管紧张素-醛固酮系统相关的激素及儿茶酚胺,使交感神经过度兴奋,通过血管、心脏、肾和肾上腺髓质引起血压升高。

交感缩血管神经纤维末梢释放的神经递质为去甲肾上腺素。去甲肾上腺素主要作用于血管平滑肌细胞膜上的 α 受体和 β 受体,同时心肌细胞膜上的 $β_1$ 受体也受其支配。去甲肾上腺素与 α 受体结合的亲和力较 β 受体大,故交感缩血管神经纤维兴奋时主要表现为缩血管效应。而 β1 受体兴奋,则对心肌产生正性肌力,正性传导的作用,心率加快,心肌收缩力增强,心排血量增加,血压上升。此外,交感节后神经元内还含有神经肽 Y 等神经肽类物质,多数肽类物质与去甲肾上腺素共存,且常与去甲肾上腺素共同释放,神经肽 Y 对血管平滑肌的调节作用主要表现:①直接收缩血管作用,值得注意的是,该收缩作用不受肾上腺素能阻断剂拮抗;②抑制其他物质的舒张血管作用,其作用强度与浓度呈正相关;③促进血管平滑肌增殖,增加外周阻力。

肾脏交感神经分布丰富,神经轴突经肾神经到达肾脏,支配肾脏入球和出球小动脉、球旁细胞及肾小管上皮细胞。交感神经兴奋时肾脏可发生如下变化:①通过兴奋肾脏血管的 α 受体,使肾脏血流量减少。由于受体分布密度不同,入球小动脉收缩程度强于出球小动脉,引起肾小球毛细血管血浆流量减少,毛细血管血压下降,肾小球滤过率下降。②通过激活球旁细胞的β受体,使球旁细胞释放肾素,继发引起血管紧张素与醛固酮水平上升,使水钠潴留增多,体液容量增加,血压升高。支配肾上腺髓质的交感神经兴奋,肾上腺髓质释放肾上腺素和去甲肾上腺素增多,通过上述机制血压升高。

在高血压患者中,长期交感神经兴奋性上升被认为是高血压的始动因素。早期高血压患者交感神经活性增强会引起心排血量上升,小动脉及微动脉收缩增强,动脉血管管壁增厚、管腔变小、总外周阻力上升,血压持续上升。此后,血压升高可以逐渐摆脱对交感神经兴奋性的依赖,主要是下列因素维持高血压:①结构性强化作用,即长时间的高血压灌注可致使血管平滑肌细胞增生和肥大,管壁变厚,管腔狭窄,总外周阻力增高。同时,交感神经系统促进血管平滑肌细胞生长,增加血管阻力和对血管收缩刺激的反应,导致高血压。②肾脏的作用。交感神经活动增强使得肾动脉收缩,血压增高本身可以造成肾动脉肥厚、管腔狭窄,结果减少肾血流量,只有在更高的血压作用下才能维持正常肾血流量。③后负荷的增加和交感神经的营养作用使得心肌变得肥厚。④动脉压力感受器的重调也与血压的升高有关。重调是指血压在长期缓慢升高的情况下,压力感受器的感受阈值可以上调,并在新的血压水平上发挥调节作用。正常血压时的感受阈值称为压力感受器反射对动脉血压的调定点。高血压患者的调定点比正常人高,即高血压患者的压力感受器在较高水平上发挥作用,使动脉血压维持在较高水平。交感神经不仅对血压起到了短期调控作用,而且在血压长期控制中也具有重要作用。

2.肾素-血管紧张素-醛固酮系统的激活

肾素-血管紧张素-醛固酮系统包含一系列可相互作用并具有血管活性的物质,在调节血压、维持水电解质平衡等方面具有重要影响。无论是肾素-血管紧张素-醛固酮系统环路的相互作用,还是后续因素的异常引起系统调节失调都可以导致血压调节和水电解质代谢紊乱,这在高血压发病机制中具有重要作用。

经典的肾素-血管紧张素-醛固酮系统包括肾素、血管紧张素和醛固酮。肾素是肾小球入球小动脉壁的球旁细胞合成和分泌的一种蛋白酶。当肾动脉灌注压或NaCl负荷降低时,肾脏合成与分泌更多肾素。肾素水解血管紧张素原生成十肽结构的血管紧张素Ⅰ,十肽血管紧张素Ⅰ通过肺循环,在血管紧张素转化酶作用下去除2个氨基酸转变成八肽结构的血管紧张素Ⅱ,后者通过氨基肽酶的作用脱去1个氨基酸残基,最终成为一种七肽结构的血管紧张素Ⅲ。血管紧张素Ⅰ无明显生理作用,其主要功能是转化成血管紧张素Ⅱ。血管紧张素Ⅲ与血管紧张素Ⅱ有相似的生物效应,但其缩血管效应仅为血管紧张素Ⅱ的10%~20%,而刺激肾上腺皮质球状带细胞合成和释放醛固酮的作用则较强。血管紧张素Ⅱ对高血压的产生起直接作用,主要机制:①收缩全身微动脉,导致外周血管阻力增大,同时收缩静脉,使回心血量增多,从而使心排血量增加,两方面共同作用促使动脉血压升高。②通过交感神经末梢突触前膜的正反馈,促使去甲肾上腺素分泌增加,增加交感神经的心血管效应。③刺激肾上腺皮质球状带细胞合成与释放醛固酮,醛固酮促进远端小管和集合管重吸收Na^+,保钠、保水作用增强,细胞外液量增加,最终使血压升高。④通过作用于脑的某些特殊区域,如第四脑室,增强交感缩血管活动,从而使外周血管阻力增大,导致血压升高。血管紧张素Ⅱ可增加血管升压素和肾上腺皮质激素的释放量,并引起动物觅水和饮水行为。这些都使血压升高。

交感神经系统和肾素-血管紧张素-醛固酮系统通过不同途径均具有收缩血管的作用,引起外周阻力增加,是高血压发病的主要机制。许多证据表明,有2种不同类型的血管收缩均与肾功能异常相关。一种为肾素型血管收缩,表现为肾脏合成与分泌过多的肾素,导致血管紧张素Ⅱ增加,引起小动脉收缩、外周阻力增加。另一种血管收缩与钠-血容量有关,其特点为肾素水平低,肾对钠排泄功能降低,促使钠潴留,血容量增加,从而引起动脉收缩,外周血管阻力增加。

肾素-血管紧张素-醛固酮系统在维持体液平衡与血压调节中起到重要作用。当肾动脉灌注压或NaCl负荷降低时,肾素-血管紧张素-醛固酮系统激活,引起水钠潴留,升高动脉血压。当血压及流经肾小管的钠恢复正常,肾素分泌停止,以此维持体液平衡和调节血压。血压的升高最初是以肾素型缩血管作用为主,随后被钠-血容量作用机制所取代。

体内除循环系统中的肾素-血管紧张素-醛固酮系统外,在血管壁、心脏、脑、肾及肾上腺等组织器官中还存在相对独立的局部肾素-血管紧张素-醛固酮系统。这些局部的肾素-血管紧张素-醛固酮系统在各个器官的功能调节中均发挥各自的作用,在血管中的肾素-血管紧张素-醛固酮系统不但参与血管平衡正常舒缩活动的调节,而且在高血压的发病机制中也具有重要的作用。除维持血管阻力外,血管局部产生的血管紧张素Ⅱ对血管顺应性也起一定的调节作用。

循环血液中的肾素-血管紧张素-醛固酮系统与组织中的肾素-血管紧张素-醛固酮系统对心血管疾病发生发展起着重要的作用。血管紧张素Ⅱ促进血管肥厚的发生,当高血压发展时,血管壁增厚,血管对缩血管物质的反应增大,血管张力升高。当肾素-血管紧张素-醛固酮系统激活引起心肌肥厚,外周血管床阻力也增加,并会降低抗高血压药物的疗效。脑、肾等重要器官的血管肥厚病变,引起血压升高,组织供血减少,表现为这些重要器官的结构改变和功能异常。肾素-血管紧张素-醛固酮系统抑制剂(血管紧张素转化酶抑制剂或血管紧张素受体拮抗剂)对减缓或逆转心脏和血管肥厚具有明显的治疗作用。

(三)肾脏机制

大量证据显示,肾脏因素对高血压的发生发展起着至关重要的作用,主要通过肾小球滤过率减低和肾单位数目减少、肾集合管的钠重吸收增强和肾缺血3个途径。

1.肾小球滤过率减低和肾单位数目减少

研究证实,高血压与肾脏疾病密切相关。动物肾摘除或受到损伤后会快速地发生高血压。人的肾小球滤过率轻度下降,肾功能轻度受损后,其发生高血压的概率也会显著增加。肾小球滤过率下降造成的高血压通常表现为水钠潴留和血容量扩张。正常状况下,肾小管钠重吸收减少会由肾小球滤过率轻度下降进行代偿。除非肾小球滤过受损严重,失代偿,才会发生水钠潴留和容量扩张。在肾小球滤过率下降引起的高血压患者中,肾小球滤过率下降往往伴有肾小管功能损伤,两者共同作用更易发生水钠潴留和容量扩张。在这些患者中,造成血压升高的可能机制:肾交感神经系统兴奋、缩血管物质分泌增加及舒血管物质生成减少。

20世纪80年代,英国流行病学家发现低出生体重儿更容易患冠状动脉粥样硬化性心脏病、高血压、脑卒中和糖尿病,提出"成人疾病胎儿起源学说"(也称"胎儿编程")。有学者提出了一个假设,高血压是肾单位数目减少所致。肾移植供体随访研究发现肾供体人群在切除一侧肾后高血压发生率并不会明显增加。至今,低肾单位数目导致高血压的机制尚不清楚。因此,肾单位数目减少可能并不是导致血压升高的直接原因,而是一个危险因素。肾单位数目减少使得肾微血管更易受损,肾间质更易发生炎症浸润。

2.肾集合管的钠重吸收增强

正常生理状况下,肾存在广泛的调节机制,用以调节钠的分泌。但是最终的调节环节是集合管。钠分泌的变化越靠近近端肾小管,越有可能被肾自身的调节机制所代偿。如果钠分泌异常发生于集合管部位,则肾自身调节可能最差。醛固酮直接作用于肾脏钠通道,增加肾集合管上皮细胞对钠的重吸收。在几种罕见的遗传性高血压中可发现与肾集合管上皮细胞钠通道相关的遗传缺陷,包括导致醛固酮水平增多的相关基因突变(如糖皮质激素可抑制性醛固酮增多症)、可导致集合管盐皮质激素受体介导增强的相关基因突变(如表观盐皮质激素增多症)和可导致集合管上皮细胞受醛固酮调节的钠通道表达上调的相关基因突变,这些基因突变均会导致集合管上皮细胞钠重吸收增加,造成高血压。有关这一基因机制的另一佐证就是发现调节肾集合管上皮细胞钠通道的 G 蛋白多态性与高血压密切相关。G 蛋白多态性在近赤道人群中更为常见,随着纬度增加而呈现下降趋势。

3.肾缺血

近年来,高血压发病率呈逐年升高趋势,可能与后天获得性肾脏疾病有关,表现为肾脏钠分泌功能受损、肾小动脉收缩等。肾血管收缩机制主要通过氧化应激、血栓、一氧化氮缺乏和血管紧张素Ⅱ等因素介导。造成肾血管收缩的病因有很多,包括交感神经系统过度激活、肾素-血管紧张素-醛固酮系统激活、内皮细胞功能障碍、低血钾和肾毒性药物造成的肾功能损害等。在肾脏疾病早期阶段,只表现为轻度肾血管缺血和炎症,未见明显肾功能异常。发展到高血压阶段,上述肾外和肾内机制共同作用,发挥生理代偿机制,通过升高血压代偿肾缺血与钠分泌减少,最终消除肾缺血,使肾分泌钠的能力恢复正常,表现为盐敏感性高血压。如果这种代偿机制反复发生,肾内肾素-血管紧张素-醛固酮系统激活,内源性缩血管物质增多,血管舒张物质释放减少,可导致肾小动脉发生血管重塑,造成肾小血管疾病,血压升高。

与肾血管损害交织在一起的还有炎症细胞(如 T 细胞和巨噬细胞)向肾间质的浸润。这些细胞能释放氧化剂和血管紧张素Ⅱ,参与高血压的发生发展。

(四)血管的反应性增强和血管重塑

1.血管的反应性增强

与正常血压人群相比,高血压患者表现为对去甲肾上腺素的血管收缩反应更为显著。在正常人群,循环系统中去甲肾上腺素水平升高会使去甲肾上腺素受体水平下调。但是,这种反馈调节机制在高血压人群中不明显,这导致血管对去甲肾上腺素敏感性增加,外周血管阻力增加,血压上升。与血压正常且无高血压家族史的人群相比,高血压人群的血压正常后裔对去甲肾上腺素的反应性也出现增强现象。这提示血管对去甲肾上腺素的反应性增强可能与遗传有关。另外,作用于交感神经中枢的药物、α 和 β 受体阻滞剂药物对治疗高血压都有很好的效果,间接证实了在高血压中交感神经系统兴奋性增加。

2.血管重塑

高血压患者中,外周血管阻力增加,表现为血管结构改变,小动脉功能障碍。

血管重塑不仅增加外周血管阻力,造成高血压,也与靶器官受损联系在一起。随着年龄增长,收缩压和脉压相应增加,这主要是因为大的传输动脉血管壁变硬、动脉弹性下降,周围动脉回波传导速度加快。胶原沉积、平滑肌细胞增生、血管壁增厚、动脉中层弹性纤维断裂与分割等因素可造成这些大血管发生动脉硬化。

在老龄单纯收缩期高血压人群中,由于年龄增长与长期高血压,内皮细胞功能发生障碍,与上述因素共同作用,加重动脉僵硬度。其他影响内皮细胞功能、降低动脉顺应性的因素还包括雌激素缺乏、高盐饮食、吸烟、糖尿病和高同型半胱氨酸血症。

一般而言,大动脉发生结构性的改变主要包括粥样斑块形成、管壁增厚及纤维化,其形成过程较长,内皮细胞功能障碍发生在此之前。大动脉弹性功能减退是血管病变的后期表现,一般发生在长期内皮细胞功能障碍引起的粥样斑块形成、胶原增多、弹力纤维断裂等结构性改变之后。与大动脉不同,一氧化氮生物活性对小动脉的舒张和张力起重要调控作用,内皮细胞功能障碍先于结构性改变出现,之后逐渐出现小动脉重塑、壁/腔比值增大及血流储备减少。因此,动脉内皮细胞功能障碍的早期表现是小动脉弹性减退。

大动脉硬度增加会使脉搏波传导速度增快,造成脉压增大,这在老年高血压患者中较为常见。血液自左心室射出后形成脉搏波,脉搏波自心脏传导外周血管。脉搏波传导的速度取决于传输动脉的弹性和硬度,血管树的任何一点都会有反射脉搏波的作用力,并将该作用力传导回主动脉和左心室。脉搏波反射时间取决于血管弹性和传输血管的长度。在年轻人中,脉搏波速率约为 5 m/s,相对较小。反射回传的脉搏波在主动脉瓣关闭后才到达主动脉根部和左心室。因此,舒张压会较高,冠状动脉灌注会很好。在老年人中,如果是单纯收缩期高血压患者,其脉搏波速率会达到 20 m/s。以这一速度,反射回传的脉搏波会在主动脉瓣关闭之前到达,显著增加了收缩压和左心室后负荷。这就解释了为什么老年人会出现收缩压升高、脉压加大和舒张压变小的现象。

(五)胰岛素抵抗

胰岛素抵抗是指机体对内源性或外源性胰岛素反应性下降的异常状态。50%左右的高血压存在有不同程度的胰岛素抵抗,常表现为高胰岛素血症。高胰岛素血症在合并有肥胖、高甘油三酯血症、高血压及糖耐量减退的患者中最为明显。胰岛素抵抗导致血压升高的机制可能是胰岛素水平升高影响 Na^+/K^+-ATP 酶和其他离子泵活性,导致胞内 Na^+、Ca^{2+} 浓度升高,并使交感神经活性增加,促进肾小管对水、钠重吸收,增强血压对盐的敏感性,减少内皮细胞产生一氧化氮,刺激生长因子分泌,以及增加内皮素分泌等。

(六)钠过多

人群的血压水平及高血压患病率与钠平均摄入量呈正相关,与钾盐摄入呈负相关,膳食钠/钾比值与高血压的相关性更强。限制钠摄入可减低高血压,提高降压药物疗效。值得关注的是,高血压患者对限盐反应并不一致。一部分高血压患者对限盐反应敏感,限盐可以显著降低其血压,而另外一部分患者对限盐并不敏感。因此,高血压可以分为盐敏感型和非盐敏感型。钠过多引起高血压的发病机制:①钠潴留使细胞外液量增多,导致心排血量增多。②小动脉的含水量增高,导致外周阻力增高。③细胞内外钠浓度比值发生变化,从而使小动脉张力增加。

体内钠过多除与摄入增加有关外,肾脏排钠障碍也是重要原因。正常人在血压上升时肾脏排钠排水增加,血压得以恢复正常,这称为压力-利尿钠现象。本病患者在血压上升时肾脏不能排除体内多余的钠和水分,致使血压持续上升。除了肾本身先天和后天的结构和功能异常可能影响这一过程外,许多神经-体液因子如抗利尿激素、醛固酮、肾素、心房肽、前列腺素等对此也有影响。

(七)精神、神经因素

流行病学显示,长期处于应激或精神紧张状态,从事注意力高度集中的工作、受噪声或不良视觉刺激者容易患高血压。在各种不良因素刺激下,如紧张、焦虑、烦躁等情绪变化,交感神经活动增强,舒缩血管中枢传出的冲动以缩血管为主,引起小动脉收缩,周围阻力增加,导致血压升高。

神经系统可根据人体需求和环境刺激来调节心血管舒缩功能,包括血压快速、精确调节,同时,对慢性长期的血压水平也有影响。与副交感神经相比,交感神经系统及其相关的神经-体液因子主要通过对周围血管和心脏的作用影响着高血压的发生发展。交感神经的中枢作用部位主要在延髓,并接受其他高级神经中枢调控。延髓的心血管运动中枢整合来自压力感受器、化学感受器及下丘脑和其他高级中枢的传入信号,完成并不断调节这一控制,而大脑皮质可根据人情绪变化、运动与否等通过对血压中枢的调控来影响血压,如各类感受器传入的缩血管信号增强或各级中枢发出的缩血管冲动增加或阻力血管对神经介质反应过度时均有可能产生高血压。

(八)其他

前列腺素系统与肾素-血管紧张素-醛固酮系统密切相关,有人认为具有扩血管作用的前列腺素 A 或 E 的合成不足可能与高血压的产生有关。血管紧张素转化酶可以促进激肽降解,从而使其扩血管作用消失,导致血压升高。很多观察性研究发现,尿酸增高与高血压之间存在着相关性,在新诊断的高血压伴高尿酸血症的患者中,应用黄嘌呤氧化酶抑制药别嘌醇可有效降低血压。近年来,升压素、内皮素等肽类物质与高血压的关系也引起人们注意,但至今尚未发现它们之间有明确因果联系。缺少运动、肥胖、吸烟、过度饮酒和睡眠呼吸暂停等因素也易致高血压。

第三节 诊 断

一、临床表现

(一)病史

当患者以血压升高就诊或诊室检查发现患者血压升高时,采集病史应着重了解病程、是否有导致继发性高血压的原发病表现、是否有高血压靶器官损害的症状,以及有否影响治疗的因素等。具体应包括以下内容。

(1)有无高血压家族史,有无糖尿病、冠状动脉粥样硬化性心脏病、脑卒中、血脂异常家族史。

(2)发现血压升高的时间,最高、最低血压水平及平时一般水平。血压持续性升高或阵发性升高;既往抗高血压药物应用情况,如品种、剂量、降压反应及是否有药物不良反应等。

(3)有无糖尿病、冠状动脉粥样硬化性心脏病、脑卒中、血脂异常、周围血管疾病、痛风及性功能低下等病史;有无肾脏病史(有否尿频、尿急、尿痛、血尿、蛋白尿、颜面水肿、贫血、肾功能异常或超声检查发现肾脏、肾血管异常等病史);有无内分泌病史(多汗、心悸、面色苍白并伴随阵发性血压升高提示嗜铬细胞瘤;夜尿增多、周期性瘫痪等提示原发性醛固酮增多症;向心性肥胖、满月脸、多毛、性功能紊乱等提示库欣综合征;消瘦、怕热、心慌、心悸须排除甲状腺疾病);有无哮喘病史。

(4)服用药物史,如有无肾上腺皮质激素、避孕药物、大量甘草制剂及毒品等使用。

(5)生活方式、烟酒嗜好、体力活动、体重变化情况;家庭、工作环境、文化程度、医疗经济条件等。

(二)体格检查

1.血压

诊室测量血压是诊断高血压的统一标准:非同日 3 次静息血压≥18.7/12.0 kPa(140/90 mmHg),即可诊断为高血压。测量血压前,患者应至少安静休息 5 分钟,避免各种刺激。出于实际工作方便,一般常采用坐位或卧位血压,如若怀疑直立性低血压时,要增加立位血压测量,体位变化后至少间隔 2 分钟再测量变化后血压。一般卧位血压高于坐位,坐位血压高于立位血压,但不同体位血压差值不应>5%。初次就诊患者应比较双侧上肢血压,取较高一侧数值。如果双侧血压差值过大[>2.7 kPa(20 mmHg)],须考虑是否血压偏低一侧有动脉狭窄,此外要注意避免患者袖口过紧使上肢近端血管受压迫或测量袖带不合适等导致血压测量误差。

2.脉搏

双侧桡动脉及足背动脉搏动,判断肢体动脉狭窄。

3.血管杂音检查

听诊颈动脉、胸主动脉、腹部动脉和股动脉有无杂音。

4.其他检查

(1)心脏听诊。

(2)身高、体重及腰围,计算体重指数[体重(kg)/身高^2(m^2)]。

(3)有无面部或下肢水肿。

(4)有无多毛、皮肤紫纹、性征发育异常等。

(5)神经系统检查,了解有无脑血管并发症表现。

(6)眼底检查。

二、辅助检查

(一)常规化验检查

(1)血常规、尿常规、便常规。

(2)肝肾功能。

(3)电解质如血钾、钠、氯、钙等。

(4)血糖:由于高血压与糖尿病有密切关系,为了合理降压治疗,早期诊断糖尿病有重要意义。因此,常规除空腹血糖外,有条件时应尽可能检查餐后 2 小时血糖或口服 75 g 葡萄糖耐量试验。

（5）血脂：脂代谢紊乱是高血压的危险分层评估因素之一，血脂检查应包括总胆固醇、低密度脂蛋白胆固醇、高密度脂蛋白胆固醇及甘油三酯水平。

（6）其他：必要时，可根据需要选查血浆肾素活性、血浆醛固酮、尿儿茶酚胺、甲状腺功能、血尿酸、肌酐清除率、糖化血红蛋白等。

（二）动态血压监测

血压是波动的生理指标，受被测者精神情绪、体力活动等诸多因素影响，诊室偶测血压仅为连续变量中某一点的采样，无法可靠反映被测者血压平均水平、波动规律及日常活动状态下的血压情况。目前广泛应用的无创性 24 小时动态血压监测可以较好地反映一天内多点血压信息，从而反映血压波动的特点及昼夜节律变化，并有较好的可重复性。动态血压监测在诊断上有助于临界高血压、发作性高血压的检出，鉴别白大衣高血压或隐蔽性高血压，评估患者病情程度，以及推测靶器官损害程度；在治疗上可指导降压药物、服药时间的选择，评估降压疗效。在临床实际工作中，对服药治疗的患者进行 24 动态血压测量，可更好地了解全天血压控制情况，为调整药物治疗提供依据。

动态血压较偶测血压有明显优点，但实际工作中，被测肢体活动、袖带移动、感受器敏感度等多种因素可能导致数据脱落或偏差。一般动态血压有效测压读数应占总测量次数 80% 以上时，测量结果比较可靠。动态血压还不能取代诊室血压作为诊断高血压的标准，而仅作为诊室血压的补充，并为临床研究提供的有效手段。另外，每日不同时点血压有波动，不同日间血压也可有较大波动，24 小时动态血压监测反映的血压波动情况与一段时期连续诊室血压检测或家庭自测血压检测所反映血压波动意义不同。

所谓的血压变异性是指基础平均压在某一时间段内的总变异性。其数据主要来自数小时内，但也可以在一次临床随诊中间隔数分钟测量，或家庭血压监测及临床复诊中隔数天、数周或数月测量。血压变异性用变异率来表示。目前认为血压变异性是独立于平均血压外的心血管事件的重要预测因素。有研究结果显示，随着血压变异性增加，脑卒中风险逐渐加大。临床上不同种类抗高血压药物在预防心血管事件的效应尚存在不同的差异，这种差异可能由于药物对个体血压变异性的影响不同所致。

（三）心电图检查

心电图检查应为高血压患者的常规检查，是检出心脏损害的主要手段之一。

其目的:①发现心脏左心室肥厚,与胸部 X 线、心脏超声检查结合检出率更高;②发现并明确心律失常;③发现心肌缺血的证据。

(四)胸部 X 线检查

心脏三位像(心脏前后、左右前斜位)仍然是简单易行并能为心脏损害提供有效证据的手段之一,目的在于发现心脏扩大、左心室肥厚、主动脉变形,以及是否有肺淤血、心包积液等。高血压心脏损害最常见的 X 线表现有左室增大,右房扩大,主动脉迂曲延长、增宽、钙化,主动脉节突出等。

(五)多普勒超声心动图检查

多普勒超声心动图检查对高血压心脏损害的评估有很大的价值,是判断左心室肥厚、左室质量,以及心脏收缩、舒张功能的重要标准。高血压心脏损害的典型超声心动图表现:①左房早期即可扩大,在左室舒张功能严重受损时可明显扩大,左室内径也扩大;②左心室肥厚;③左室重量指数增加;④心脏功能改变,高血压心脏损害早期为舒张功能下降,多普勒超声心动图检查表现为 E/A 比值<1,当收缩功能降低时左室射血分数下降。此外,多普勒超声心动图检查还可以了解有无瓣膜病变、有无心房血栓、有无心脏室壁运动障碍等。此外,在高血压患者发生心房纤颤是较常见的情况,对于有心房纤颤的患者,经食管心脏超声可更有效地发现心房血栓。

(六)血管超声检查

血管超声检查可以有效地发现大血管形态、结构的改变,二维超声检测可以测量颈动脉内膜与中膜合并的厚度,以及检测粥样硬化斑块,该项技术已反复多次被证明可以有效预测脑卒中与心肌梗死的发生。研究表明,高血压患者选择颈动脉超生检查与不选择该项检查,对高血压危险分级有明显影响,前者可更敏感地发现高血压患者中的高危险分组的患者。此外,肾动脉超声可发现部分肾动脉狭窄患者,对双侧肢体血压异常差异的患者,可考虑四肢血管超声检测。在研究领域,血管超声检查还是无创性血管内皮功能测定方便实用的手段之一。

(七)计算机断层扫描与磁共振成像检查

颅脑计算机断层扫描与磁共振成像检查对脑卒中患者几乎是常规检查项目,对高血压患者,根据年龄等其他危险因素,选择该检查可以发现是否有无症状性脑卒中存在,对患者危险评估有意义。近年来随着检查设备软硬件技术的发展,无创性心血管成像技术逐渐由研究进入临床应用。多排螺旋计算机断层扫描与电子束计算机断层扫描除可以对心脏、大血管形态进行检查以外,还可以准确检出冠状动脉脉斑块,尤其是电子束计算机断层扫描无创性冠状动脉检查,为合理选择介入性冠状动脉造影及经皮冠状动脉介入术或冠状动脉旁路移植术治疗提供依据,并在治疗后进行疗效评估与随访检查。磁共振技术已可以对心脏进行解剖形态及室壁运动等检查,磁共振血管成像可以发现一些大中型动脉硬化斑块、血管狭窄及畸形,目前磁共振血管成像对冠状动脉狭窄的检出率仍不尽满意,但随着技术进步,该技术必将为无创性冠状动脉检查提供新的手段。

(八)心脏同位素扫描检查

心脏同位素扫描技术可对心肌血供情况、心肌运动功能进行检测,对了解高血压靶器官损害,判断是否冠状动脉粥样硬化性心脏病、是否有心肌梗死有诊断意义。

总之,对高血压患者辅助检查的选择,其根本目的在于了解血压升高程度及规律,了解高血压靶器官损害程度,了解是否有心血管并发症,为病情评估提供证据。同时根据患者年龄、病史、经济条件等因素合理选择检查项目,避免增加患者心理与经济负担,有效利用医疗资源。

三、诊断要点

当出现高血压典型症状或相关可疑症状时,应及时、尽快测量血压。

(1)以诊室血压测量结果为主要诊断依据。首诊发现收缩压≥18.7 kPa(140 mmHg)和(或)舒张压≥12.0 kPa(90 mmHg),建议在4周内复查两次,非同日3次测量均达到上述诊断界值,即可确诊。

(2)确定血压水平及高血压分级。

(3)判断高血压原因,明确有无继发性高血压,区分原发性或继发性高血压。

(4)分析危险因素、评估患者心脑血管危险因素。

(5)评估心、脑、肾等靶器官情况及相关临床表现,做出鉴别诊断。

(6)评估患者出现心血管事件的危险程度。

第四节 鉴 别 诊 断

一、肾实质性高血压

肾实质性高血压的诊断依赖肾脏病史,蛋白尿、血尿,肾功能异常,肾小球滤过率降低,肾脏大小、形态异常,必要时行肾脏病理活检。同时需与高血压引起的肾脏损害相鉴别,前者肾脏病变的发生常先于高血压或与其同时出现,血压较高且难以控制,蛋白尿/血尿发生早、程度重、肾脏功能受损明显。

二、肾动脉狭窄性高血压

目前有许多无创诊断方法,主要包括肾动脉狭窄的解剖诊断(多普勒超声、增强磁共振血管成像、非创伤性血管成像技术)和功能诊断(卡托普利肾图、分肾肾小球滤过率、分肾静脉肾素活性)。可根据临床需要和医院的技术条件予以选择。肾动脉狭窄诊断目的:①明确病因;②明确病变部位及程度;③血流动力学意义;④血管重建是否能获益。经动脉血管造影目前仍是诊断肾动脉狭窄的金标准。

三、内分泌性高血压

(一)原发性醛固酮增多症

原发性醛固酮增多症临床诊断流程包括筛查、确诊、分型 3 个步骤。筛查主要采用血醛固酮/肾素比值。筛查对象为难治性高血压、高血压合并自发性或利尿药诱发低钾血症、肾上腺意外瘤或一级亲属患原醛症、睡眠呼吸暂停综合征、早发高血压或心血管事件家族史(<40 岁)。确诊试验主要有高钠饮食试验、静脉生理盐水试验、氟氢可的松抑制试验及卡托普利试验。分型诊断方法包括肾上腺影像学检查和分侧肾上腺静脉取血。有手术意愿的适应证者需行分侧肾上腺静脉取血检查,仅对年龄<35 岁具有典型表现(高醛固酮、低钾血症、肾上腺单侧占位)的可免于分侧肾上腺静脉取血检查。

(二)嗜铬细胞瘤

嗜铬细胞瘤临床表现可为阵发性、持续性或阵发性加重的高血压;高血压发作时常伴头痛、心悸、多汗三联征,可伴有糖、脂代谢异常。儿茶酚胺及其代谢产物的测定是其定性诊断的主要方法。建议增强计算机断层扫描作为胸、腹、盆腔病灶,磁共振成像检查作为颅底和颈部病灶首选定位方法。

(三)库欣综合征

典型的临床表现为向心性肥胖、满月脸、多血质、皮肤紫纹等。库欣综合征的定性、定位诊断及治疗比较复杂,建议积极与高血压专科或内分泌科的医师沟通和协作。

四、主动脉狭窄

本病的基本病理生理改变为狭窄所致血流再分布和肾组织缺血引发的水钠潴留和肾素-血管紧张素-醛固酮系统激活,结果引起左心室肥厚、心力衰竭、脑出血及其他重要脏器损害。主动脉狭窄主要表现上肢高血压,而下肢脉弱或无脉,双下肢血压明显低于上肢(踝肱指数<0.9),听诊狭窄血管周围有明显血管杂音。

五、药物性高血压

由于所应用的具体药物、剂量及疗程的不同,血压升高的程度及临床表现有很大差异。对有肾上腺皮质功能亢进类似症状者,应详细询问有无服用糖皮质激素类药物,这对本病的诊断有重要意义。部分患者服用非甾体抗炎药物可表现为血压升高,水肿,以及胃肠道反应,如上腹部不适、恶心、呕吐等。此外,还有原发性疾病的相应临床症状、体征和实验室检查指标的异常。

第五节 治 疗

一、方剂治疗

(一)肝阳上亢证

1.症状

头晕耳鸣,头痛且胀,遇劳累、恼怒加重,肢麻震颤,失眠多梦,腰膝酸软,或颜面潮红,口干口苦,舌红苔黄,脉弦细数。

2.治法

平肝潜阳,滋补肝肾。

3.方剂

天麻钩藤饮加减。

4.药物

天麻、川牛膝、钩藤、石决明(先煎)、栀子、杜仲、黄芩、益母草、桑寄生、夜交藤、茯神。

(二)肝火上炎证

1.症状

头晕胀痛,面红目赤,胸胁胀痛,口苦口干,耳鸣或耳痛,烦躁易怒,心烦不眠或多梦,便秘尿黄,衄血吐血,妇女月经量多、提前,舌红苔黄或黄腻,脉弦数。

2.治法

清肝泻火,清利湿热。

3.方剂

龙胆泻肝汤加减。

4.药物

龙胆草、黄芩、栀子、泽泻、木通、车前子、当归、生地黄、柴胡、甘草。

(三)肝肾阴虚证

1.症状

眩晕耳鸣,或见头痛,神疲乏力,健忘失眠,眼睛干涩,心烦心悸,腰膝酸软,便秘盗汗,舌质红嫩,苔薄少,脉弦细或细数。

2.治法

滋补肝肾,养阴填精。

3.方剂

左归丸加减。

4.药物

熟地黄、菟丝子、牛膝、山药、枸杞子、山茱萸、鹿角胶(烊化)、龟板胶(烊化)。

(四)肾气不足证

1.症状

头晕眼花或见头痛,气短乏力,腰膝酸软,面色淡白,尿少足肿、夜尿多、余沥不尽,男子遗精早泄,女子带下清稀量多,月经淋漓不尽,舌淡白或淡暗,苔薄白,脉细弱、沉弱或结代。

2.治法

补益肾气。

3.方剂

大补元煎加减。

4.药物

人参(另炖)、熟地黄、杜仲、当归、山茱萸、枸杞子、炙甘草。可加黄芪、淫羊藿、菟丝子。也可用党参代替人参。

(五)肾阳亏虚证

1.症状

头晕眼花,或见头痛,气短乏力,形寒肢冷,面色㿠白,腰膝冷痛,筋骨萎软,五更腹泻或者便秘,小便清长、夜尿频多、余沥不尽或尿少足肿,舌质淡胖,边有齿痕,苔薄白或厚腻,脉沉细弱或结代。

2.治法

温补肾阳。

3.方剂

右归丸加减。

4.药物

熟地黄、制附子(先煎)、肉桂(后下)、山药、山茱萸、菟丝子、鹿角胶(烊化)、枸杞子、当归、杜仲、炙甘草。可加黄芪、淫羊藿、仙茅。也可用桂枝代替肉桂。

(六)气血亏虚证

1.症状

头晕眼花或见头痛,动则加剧,遇劳则发,神疲乏力,心悸健忘,失眠多梦,面色淡白或萎黄,舌质淡,苔薄白,脉沉细弱。

2.治法

补气血,健脾胃。

3.方剂

归脾汤加减。

4.药物

人参(另炖)、黄芪、白术、茯神、酸枣仁、龙眼肉、木香(后下)、炙甘草、当归、远志、生姜、大枣。也可用党参代替人参。

(七)痰浊上蒙证

1.症状

头晕眼花,或见头痛,头重如蒙,胸脘痞闷,倦怠乏力,恶心食少,呕吐痰涎,大便不爽,舌胖大嫩,边有齿印,苔白厚腻,脉弦滑。

2.治法

化痰除湿,健脾和胃。

3.方剂

半夏白术天麻汤加减。

4.药物

法半夏、白术、天麻、陈皮、茯苓、蔓荆子、甘草、生姜、大枣。

(八)痰浊湿热证

1.症状

头晕眼花或见头痛,头重如蒙,倦怠乏力,口干不欲饮,心烦胸闷,失眠多梦,大便不爽,小便黄赤,舌质红,苔黄厚腻,脉弦滑。

2.治法

清热除湿化浊。

3.方剂

黄连温胆汤加减。

4.药物

法半夏、黄连、陈皮、茯苓、枳实、竹茹、甘草、大枣。

(九)瘀血阻窍证

1.症状

头晕头痛,头痛如刺,痛有定处,兼见健忘,心悸失眠,精神不振,耳鸣耳聋,面唇紫暗,舌质有瘀点或瘀斑,脉弦涩或细涩。

2.治法

活血化瘀通窍。

3.方剂

通窍活血汤加减。

4.药物

赤芍、川芎、桃仁、红枣、红花、老葱、生姜、麝香(可用三七代替)。

(十)阴阳两虚证

1.症状

头晕眼花或见头痛,健忘耳鸣,腰膝酸痛,畏寒肢冷,阳痿遗精,夜尿频多,或自汗盗汗、心烦燥热、渴喜冷饮,舌红少苔或舌淡嫩、苔薄白或白厚,脉虚弦或紧、沉细尺弱、细数。

2.治法

补阳益阴。

3.方剂

金匮肾气丸合生脉散加减。

4.药物

制附子(先煎)、桂枝、熟地黄、山药、山茱萸、茯苓、牡丹皮、泽泻、党参、麦冬、五味子。

(十一)脾虚肝亢证

1.症状

头晕眼花或见头痛,颜面潮红,耳鸣健忘,失眠,眼睛干涩,神疲乏力,胃脘胀闷,纳呆食少,大便溏烂,舌质淡,苔薄白,脉弦细或沉细。

2.治法

健运脾胃,滋补肝肾。

3.方剂

归脾汤合天麻钩藤饮加减。

4.药物

黄芪、白术、陈皮、酸枣仁、天麻、川牛膝、钩藤、石决明(先煎)、桑椹子、熟地黄、桑寄生、炙甘草。

二、脐灸治疗

(一)证型

肾气亏虚证。

(二)治法

补纳肾气。

(三)脐灸方

平肝补肾方。

(四)组成

天麻、杜仲、寄生、吴茱萸、川牛膝、生地、丹参、檀香、冰片。

(五)用法

每次连施6柱,1周3次。

(六)注意事项

在排除脐灸疗法使用禁忌后,患者需符合脐灸疗法高血压适应范围(见第二章第三节)。

三、膏方治疗

(一)肝肾阴虚证

1.症状

多见于中老年人,见血压升高,伴头晕、头痛、耳鸣、耳痒、腰膝酸软、双目干涩或视物模糊、口干、口渴、五心烦热、大便干。舌红少苔色暗淡,脉细弦或沉弦。

2.治法

滋补肝肾,平肝降压。

3.膏方

杞菊地黄降压膏。

4.组成

党参200 g,苍术100 g,黄柏100 g,生地黄200 g,熟地黄200 g,麦冬150 g,山药250 g,女贞子100 g,天麻200 g,钩藤100 g(后下),牡丹皮200 g,川芎150 g,杜仲200 g,牛膝200 g,黄精300 g,茯苓150 g,山茱萸100 g,香附200 g,石决明150 g,白芍200 g,枸杞子150 g,菊花200 g,泽泻150 g。

5.制法

共以水煎透,去渣再熬浓汁,加鳖甲胶150 g、阿胶100 g、龟甲胶200 g、炼蜜100 g、黄酒500 mL,收膏,冷藏备用。

6.服法

早饭后半小时服用15 g,晚饭后半小时服用10 g,以温开水送服。

(二)肝阳上亢证

1.症状

血压升高,可伴眩晕、头胀痛、颈项强,烦躁、易怒,面赤,口苦口渴,失眠、多梦,小便黄,大便秘。舌红苔薄黄,脉弦。

2.治法

平肝潜阳,降火熄风。

3.膏方

天麻钩藤减压膏。

4.组成

天麻250 g,钩藤150 g(后下),石决明200 g,杜仲200 g,黄芩200 g,菊花250 g,白芍200 g,赤芍200 g,牡丹皮150 g,川芎200 g,生龙骨250 g(先煎),生

牡蛎 300 g(先煎),麦冬 250 g,桑寄生 200 g,牛膝 150 g,栀子 100 g,夏枯草 150 g,葛根 100 g,陈皮 150 g,百合 200 g。

5.制法

共以水煎透,去渣再熬浓汁,加鳖甲胶 100 g、炼蜜 150 g、黄酒 500 mL,收膏,冷藏备用。

6.服法

早饭后半小时服用 15 g,晚饭后半小时服用 10 g,以温开水送服。

(三)肝郁气滞证

1.症状

血压反复升高,或伴头晕、头胀、后颈部麻木僵硬,或伴有两胁部的不适、腹胀,容易生气,时有烦躁抑郁,饮食差,食后腹胀、打嗝,大便稀或便秘,或伴有失眠。舌红苔薄白,脉弦。

2.治法

疏肝行气,滋养肝肾。

3.膏方

疏肝理气降压膏。

4.组成

枳壳 200 g,香附 250 g,柴胡 100 g,白芍 200 g,川芎 150 g,西洋参 200 g,益母草 200 g,当归 150 g,白术 200 g,茯苓 200 g,木香 100 g,杜仲 150 g,草决明 200 g,茯神 200 g,葛根 100 g,白芷 80 g,泽泻 100 g,菊花 200 g,竹茹 150 g,厚朴 200 g,法半夏 60 g。

5.制法

共以水煎透,去渣再熬浓汁,加炼蜜 100 g、龟甲胶 200 g、黄酒 500 mL,收膏,冷藏备用。

6.服法

早饭后半小时服用 15 g,晚饭后半小时服用 10 g,以温开水送服。

(四)气虚血瘀证

1.症状

血压升高,可伴头晕肢麻,倦怠乏力,活动后加重,或见于脑梗后血压维持不佳者,肢体活动欠灵活,走路无力,动则气短,面色㿠白,甚至半身麻木,小便失禁,口渴。舌质暗红,边有瘀点,脉弦涩。

2.治法

益气养阴,理气化瘀。

3.膏方

益气活血降压膏。

4.组成

黄芪 300 g,太子参 120 g,茯苓 200 g,白术 150 g,川芎 100 g,三七 60 g,白芍 150 g,赤芍 200 g,当归 200 g,甘草 100 g,桃仁 100 g,丹参 200 g,山药 250 g,地龙 100 g,红花 60 g,钩藤 200 g,香附 200 g,牛膝 150 g,生地黄 200 g,熟地黄 200 g,大枣 150 g,鸡内金 200 g,天麻 120 g。

5.制法

共以水煎透,去渣再熬浓汁,加阿胶 100 g、鳖甲胶 100 g、炼蜜 150 g、黄酒 500 mL,收膏,冷藏备用。

6.服法

早饭后半小时服用 15 g,晚饭后半小时服用 10 g,以温开水送服。

(五)阴阳两虚证

1.症状

多见于患病时间较久或年龄较大者,症见血压升高,可伴畏寒肢冷、心悸、胸闷、乏力、头痛、耳鸣、腰膝酸软、记忆力减退、下肢浮肿、夜尿频多。舌淡少苔,脉细沉或细弦。

2.治法

温阳育阴,补肾降压。

3.膏方

补阳育阴平压膏。

4.组成

熟地黄 250 g,生地黄 250 g,山药 300 g,石菖蒲 150 g,郁金 150 g,人参 150 g,茯苓 200 g,白术 200 g,牡丹皮 150 g,山茱萸 100 g,杜仲 150 g,黄芪 150 g,桑寄生 200 g,牛膝 150 g,枸杞子 200 g,泽泻 200 g,当归 250 g,川芎 90 g,肉桂 90 g,肉苁蓉 150 g,淫羊藿 100 g,天冬 100 g,桂枝 100 g,防己 90 g。

5.制法

共以水煎透,去渣再熬浓汁,加龟甲胶 100 g、鹿角胶 100 g、炼蜜 100 g、黄酒 500 mL,收膏,冷藏备用。

6.服法

早、晚饭后半小时服用 15 g,以温开水送服。

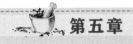

第五章

冠状动脉粥样硬化性心脏病

第一节 概 述

一、定义

冠状动脉粥样硬化性心脏病指冠状动脉粥样硬化使血管腔狭窄或阻塞和(或)因冠状动脉功能性改变(痉挛)导致心肌缺血缺氧或坏死而引起的心脏病,是动脉粥样硬化导致器官病变的最常见类型,也是严重危害人类健康的常见病。本病出现症状或致残、致死后果多发生在40岁以后,男性发病早于女性。

二、临床分型

按照世界卫生组织将冠状动脉粥样硬化性心脏病分为5型。

(一)无症状心肌缺血

无症状心肌缺血是指冠状动脉粥样硬化性心脏病患者具有心肌缺血的客观证据,如心电图(静息、动态或负荷试验)出现典型缺血性 ST 段改变、心脏超声学或心脏核素显示节段性室壁运动异常和(或)心肌灌注缺损,而无心绞痛或心绞痛等同症状(运动诱发的胸闷、气短、胸部以外部位的疼痛等),也称隐匿性冠状动脉粥样硬化性心脏病。患者有冠状动脉粥样硬化,但病变较轻、有较好的侧支循环或患者痛阈较高而无疼痛症状。无症状性心肌缺血普遍存在于各种类型冠状动脉粥样硬化性心脏病的病程中,由于发作时不伴有相应症状,常被医师或患者忽视而未被及早治疗。然而,它和有症状的冠状动脉粥样硬化性心脏病一样,可以导致急性心肌梗死、猝死等急性冠状动脉事件的发生。

(一)心绞痛

心绞痛是在冠脉狭窄的基础上,由于心肌负荷的增加引起心肌急剧的、暂时的缺血与缺氧的临床综合征。其特点为阵发性的前胸压榨性疼痛或憋闷感觉,主要位于胸骨后部,可放射至心前区和左上肢尺侧,常发生于劳力负荷增加时,持续数分钟,休息或用硝酸酯制剂后消失。

本病多见于 40 岁以上患者,男性多于女性,劳累、情绪激动、饱食、受寒、急性循环衰竭等为常见诱因。大多数心绞痛由冠状动脉粥样硬化所致,但并不排除主动脉瓣狭窄或关闭不全、原发性肥厚型心脏病、风湿性冠状动脉炎等。

心绞痛分为稳定型心绞痛、不稳定型心绞痛。

1.稳定型心绞痛

稳定型心绞痛又称稳定型劳力性心绞痛。多因过度劳累、情绪因素等增加心肌耗氧量所诱发,休息或服用硝酸甘油可迅速缓解。心绞痛发作性质在 1~3 个月无改变,包括疼痛的部位诱因程度、持续时间及缓解方式等无明显改变。

2.不稳定型心绞痛

不稳定型心绞痛包括以下亚型。

(1)初发劳力性心绞痛:病程在 2 个月内新发生的心绞痛。

(2)恶化劳力性心绞痛:病情突然加重,表现为胸痛发作次数增加、持续时间延长、诱发心绞痛的活动阈值明显减低、硝酸甘油缓解症状的作用减弱、病程在 2 个月内。

(3)静息心绞痛:心绞痛发生在休息或安静状态,发作持续时间相对较长,含硝酸甘油效果欠佳,病程在 1 个月内。

(4)心肌梗死后心绞痛:指急性心肌梗死发病 24 小时后至 1 个月发生的心绞痛。

(5)变异性心绞痛:休息或一般活动时发生的心绞痛,发作时心电图提示 ST 段暂时性抬高。

(三)心肌梗死

心肌梗死是在冠状动脉病变的基础上,冠状动脉血供急剧减少或中断使相应的心肌严重而持久地急性缺血导致心肌坏死。急性心肌梗死临床表现有持久的胸骨后剧烈疼痛、发热,白细胞计数和血清心肌坏死标记物增高及心电图进行性改变;可发生心律失常、休克或心力衰竭,属急性冠脉综合征的严重类型。

(四)缺血性心肌病

缺血性心肌病是冠状动脉粥样硬化性心脏病的一种特殊类型,是由于长期的严重冠状动脉供血不足,使心肌组织发生营养障碍和萎缩,导致心肌纤维组织增生。缺血性心肌病患者的冠状动脉粥样硬化严重,多为多支病变,心脏逐渐扩大,左心室功能明显受损,左心室射血分数≤35%,其临床特点是心脏进行性扩大,易发生心律失常和心力衰竭,又称心力衰竭型或心律失常型冠状动脉粥样硬化性心脏病,酷似扩张型心肌病,属于冠状动脉粥样硬化性心脏病的终末期。

根据缺血性心肌病的临床表现不同,将其分为限制型缺血性心肌病和扩张型缺血性心肌病。限制型缺血性心肌病属于本病的早期阶段,以心室舒张功能减退为其主要病理生理基础,又称僵硬心脏综合征。虽然心脏舒张功能明显减弱,临床并有心肌缺血及左心功能不全等表现,但心脏收缩功能正常或仅轻度受损,心脏扩大尚不明显,临床上常以急性左心力衰竭发作为突出表现,而心绞痛反而表现不明显。一般认为,限制型缺血性心肌病进一步发展转变为扩张型缺血性心肌病,也是缺血性心肌病的晚期阶段,表现为心室腔明显扩大,临床以慢性充血性心力衰竭为主要表现,心绞痛则随着心力衰竭症状的加剧而减轻,甚至消失。

(五)猝死

猝死指自然发生、出乎意料的突然死亡。世界卫生组织规定发病后 6 小时内死亡者为猝死,多数人主张定为 1 小时,但也有人将发病后 24 小时内死亡者归入猝死之列。

各种心脏病都可导致猝死,但心脏病的猝死中一半以上为冠状动脉粥样硬化性心脏病所引起。猝死作为冠状动脉粥样硬化性心脏病的一种类型,极受医学界的重视。

冠状动脉粥样硬化性心脏病猝死以冬季为好发季节,患者年龄多不太大,在家、工作或公共场所中突然发病,心脏骤停而迅速死亡;半数患者生前无症状。死亡患者发病前短时间内有无先兆症状难以了解。存活患者有先兆症状常是非特异性而且是较轻的,如疲劳、胸痛或情绪改变等,因而未引起患者的警惕和医师的注意。实际上有些患者平素"健康",夜间死于睡眠之中。部分患者则有心肌梗死的先兆症状。

第二节　病 因 病 机

一、中医病因病机

(一)病因

1.外邪内侵

胸痹心痛与寒邪、热邪等外邪侵犯心脉有很大关系。寒主收引,寒邪内侵,则血脉不畅,血行瘀滞,心脉痹阻而发为本病。

2.饮食失节

饮食偏好过咸,则血脉凝涩不畅,气血不通则心痛。过食肥甘厚味、生冷之物,或嗜好烟酒、暴饮暴食,以致脾胃受损,运化失司,聚湿生痰,痰浊壅塞,阻遏胸阳,气机不畅,血脉不通,发为胸痹。

3.劳倦内伤

劳逸相宜,则经脉通畅,气血充盈。过劳则耗气伤阴,络脉失养。少动贪逸则气血运行不畅,脾胃运化失司,气血生化不足,心失所养,拘急而痛。

4.情志失调

心藏神,情志所伤,首伤心神。怒伤肝,肝失疏泄,肝气郁滞,久则郁而化火,煎灼津液成痰。忧思伤脾,脾失健运,津液输布失司,聚而为痰。情志失节则气机不畅,气血瘀滞或痰瘀交阻,痹阻心脉,不通则痛。

5.年老体衰

本病多见于中老年人,年老体衰则肾阳虚衰,命门火衰,不能鼓舞五脏之阳,心脉失于温运,痹阻不畅则为胸痹;肾阴不足,不能濡养五脏之阴,肾水不能上济于心,而又因水不涵木,故而心肝火旺,损耗心阴,不荣而痛。

(二)病机

冠状动脉粥样硬化性心脏病多与胸痹、心痛、真心痛等中医病名相对应。胸痹的病机是胸阳不振,阴寒上乘。若上焦胸阳不振,寒邪易于客犯,寒凝则血行不畅,心脉瘀阻,致心脉拘急。本虚标实为其主要特点,本虚为气虚、阳虚、气阴两虚,标实为血瘀、痰浊、寒凝气滞。其病位在心、脉,与肝、脾、肾、肺等脏相关。本病好发于肾气渐衰,肾阳虚衰难以温煦心阳的老年人,但随现代生活节奏的加快,工作压力及环境污染的影响,气阳不足、痰浊内生的中青年人群也成了冠状动脉粥样硬化性心脏病的标靶。现代主要通过证候要素来对冠状动脉粥样硬化性心脏病病因病机进行描述。证候要素作为中医证候诊断的最小单元,可与疾病的生理、病理相关联。目前冠状动脉粥样硬化性心脏病常见证候要素有气虚、血瘀、阴虚、阳虚、痰浊、气滞、热蕴、寒凝8种,证候要素间可相互组合,如气虚血瘀、气虚痰浊、阳虚血瘀等。该病病位在心,但与其他脏腑密切相关,主要涉及肝、肾、脾、肺、胃等。与心相关的证候要素由多到少依次为血瘀、气虚、热蕴、痰浊、气滞、阳虚、阴虚、寒凝;与肾相关的证候要素为气虚、阴阳两虚;与肝相关的证候要素主要是阴虚、火旺、阳亢;与肺相关的证候要素主要是痰浊、气逆;与脾相关的证候要素主要是气虚;与胃相关的证候要素主要是气滞。主证中,气虚和

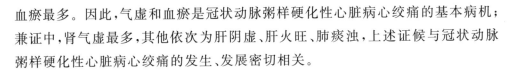

血瘀最多。因此,气虚和血瘀是冠状动脉粥样硬化性心脏病心绞痛的基本病机;兼证中,肾气虚最多,其他依次为肝阴虚、肝火旺、肺痰浊,上述证候与冠状动脉粥样硬化性心脏病心绞痛的发生、发展密切相关。

二、西医病因与发病机制

冠状动脉粥样硬化性心脏病的病因为动脉粥样硬化,其发病机制亦为动脉粥样硬化的发展过程。目前有关于动脉粥样硬化的发病机制学说众多,内容繁杂,但基本都是从血栓形成学说、脂质浸润学说和炎症学说衍生发展而来。

(一)脂质浸润学说

此学说是被最早提出的,经过不断的验证也是得到比较广泛支持的。该理论的精髓是血中增高的脂质以低密度脂蛋白、极低密度脂蛋白或其残粒的方式侵入动脉壁,而引起平滑肌细胞增生。脂蛋白降解释放出胆固醇、胆固醇酯、甘油三酯和其他脂质,低密度脂蛋白还与动脉壁的多糖结合产生沉淀,刺激纤维组织增生。上述物质整合在一起就形成粥样斑块。

(二)血栓形成与血小板聚集学说

血栓形成学说认为因为局部凝血机制亢进,形成血栓,血栓凝集在动脉管壁上,增生的血管细胞将其覆盖,成为动脉壁的一部分,然后血栓崩解释放出脂质和其他物质,这样日久形成了粥样斑块。血小板在受损血管内膜下的黏附和聚集是血栓形成的重要启动因素之一,冠脉血栓大多在动脉粥样硬化斑块破裂或损伤的基础上发生。在血小板聚集的过程中还会释放一些激素、前列腺环过氧化物、多肽、血栓素等物质,而后在平滑肌细胞内、外有脂质沉积而最终形成粥样硬化病变。

(三)内皮损伤反应学说

冠状动脉粥样硬化性心脏病的最基本病理改变是动脉粥样硬化。形成动脉粥样硬化的因素有很多,血管内皮损伤只是主要因素之一,它被认为是动脉粥样硬化最重要的始动环节。内皮功能不全可能通过下列方式在冠状动脉粥样硬化性心脏病形成和发展阶段的病生理机制中起关键作用:①引起冠脉血管张力调节功能失调;②加速冠状动脉管壁重塑的过程;③促使血小板的活化和聚集;④促进单核和中性粒细胞活化和黏附。

(四)平滑肌克隆学说

单克隆学说认为每一个斑块都由一个突变的平滑肌细胞衍化而来,一个斑块相当于被病毒或化学因素转化的平滑肌细胞增生而成的良性平滑肌瘤。现代医学研究表明,动脉粥样硬化的病理发展过程中,血管平滑肌的增生和迁移至血管内皮下是重要环节,同时也是血管介入治疗以后再次狭窄的原因之一。

第三节 诊　断

一、临床表现

(一)无症状心肌缺血

由于无症状心肌缺血患者没有心绞痛发作症状,因此临床上可以无任何症状,也可以仅有危险因素或其他表现。

1.危险因素

冠状动脉粥样硬化性心脏病危险因素多为中年以上患者,常有多项冠状动脉粥样硬化性心脏病的危险因素,如高脂血症、高血压病、糖尿病、吸烟超重或肥胖等。部分患者可有心肌梗死病史。

2.不典型胸痛或心绞痛等同症状

如运动诱发的胸闷、气短及胸部以外部位的疼痛等。

3.其他症状

患者因为心肌梗死发生心力衰竭时,可出现不同类型的呼吸困难等。在体格检查时可以发现心脏扩大奔马律、肺部湿性啰音等。

(二)心绞痛

1.症状

心绞痛以发作性胸痛为主要症状,疼痛特点如下。

(1)部位:主要在胸骨体中段或上段之后,可波及心前区,手掌大小范围,甚至横贯前胸,界限不很清楚。常放射至左肩、左臂内侧,可达无名指和小指、颈、咽或下颌部。

(2)性质:阵发、突然发生,常为压榨、发闷或紧缩性,也可烧灼感,偶伴濒死的恐惧感觉,也可仅觉胸闷不适。发作时,往往被迫停止活动,直至症状缓解。

(3)诱因:常由过度劳累、情绪激动、饱食、寒冷、吸烟、心动过速,休克等所诱发。疼痛多发生于劳力或激动的当时,而不是在一天劳累之后。典型的心绞痛常在相似的条件下重复发生,但有时同样的劳力只在早晨而不在下午引起心绞痛,提示与晨间交感神经兴奋性增高等昼夜节律变化有关。

(4)持续时间:疼痛出现后常逐步加重,然后在3~5分钟渐消失,可数天或数星期发作一次,亦可1日内多次发作。

(5)缓解方式:一般在停止原来诱发症状的活动后即可缓解;舌下含用硝酸甘油也能在几分钟缓解。

2.体征

平时一般无异常体征。心绞痛发作时常见心率增快,血压升高,表情焦虑,皮肤冷或出汗,有时出现第四或第三心音奔马律。可有暂时性心尖部收缩期杂音,是乳头肌缺血以致功能失调引起二尖瓣关闭不全所致,亦可出现第二心音逆分裂或交替脉。

(三)心肌梗死

1.前期症状

50%~81.2%患者在发病前数日有乏力,胸部不适,活动时心悸、气急、烦躁、心绞痛等前驱症状,其中以新发生心绞痛(初发型心绞痛)或原有心绞痛加重(恶化型心绞痛)为最突出。心绞痛发作较以往频繁、程度较剧、持续较久、硝酸甘油疗效差、诱发因素不明显。同时心电图示,ST段一时性明显抬高(变异型心绞痛)或压低,T波倒置或增高("假性正常化"),即前述不稳定型心绞痛情况,如及时住院处理,可使部分患者避免发生心肌梗死。

2.症状

(1)疼痛:是最先出现的症状,多发生于清晨,疼痛部位和性质与心绞痛相同,但诱因多不明显,且常发生于安静时,程度较重,持续时间较长,可达数小时或更长,休息和含用硝酸甘油片多不能缓解。患者常烦躁不安,出汗,恐惧,胸闷或有濒死感。少数患者无疼痛,一开始即表现为休克或急性心力衰竭。部分患者疼痛位于上腹部,被误认为胃穿孔、急性胰腺炎等急腹症;部分患者疼痛放射至下颌、颈部、背部上方,被误认为骨关节痛。

(2)全身症状:有发热、心动过速、白细胞计数增高和红细胞沉降率增快等,由坏死物质被吸收所引起。一般在疼痛发生后24~48小时出现,程度与梗死范围常成正相关,体温一般在38℃左右,很少达到39℃,持续约1周。

(3)胃肠道症状:疼痛剧烈时常伴有频繁的恶心、呕吐和上腹胀痛,与迷走神经受坏死心肌刺激和心排血量降低组织灌注不足等有关。

(4)心律失常:见于75%～95%的患者,多发生在起病1～2天,而以24小时内最多见,可伴乏力、头晕、晕厥等症状。各种心律失常中以室性心律失常最多,尤其是室性期前收缩。如室性期前收缩频发(每分钟5次以上),成对出现或呈短阵室性心动过速,多源性或落在前一心搏的易损期时(R在T波上),常为心室颤动的先兆。心室颤动是急性心肌梗死早期,特别是入院前的主要死因。房室传导阻滞和束支传导阻滞也较多见,室上性心律失常则较少,多发生在心力衰竭者中。前壁心肌梗死如发生房室传导阻滞,则表明梗死范围广泛,情况严重。

(5)低血压和休克疼痛期中血压下降常见,未必是休克。如疼痛缓解而收缩压仍<10.7 kPa(80 mmHg),有烦躁不安,面色苍白,皮肤湿冷,脉细而快,大汗淋漓,尿量减少(<20 m/h),神志迟钝,甚至晕厥者,则为休克表现。休克多在起病后数小时至数日发生,见于约20%的患者,主要是心源性,为心肌广泛(40%以上)坏死,心排血量急剧下降所致,神经反射引起的周围血管扩张属次要,有些患者尚有血容量不足的因素参与。

(6)心力衰竭:主要是急性左心力衰竭,可在起病最初几天内发生,或在疼痛、休克好转阶段出现,为心肌梗死后心脏舒缩力显著减弱或不协调所致,发生率为32%～48%。出现呼吸困难、咳嗽、发绀、烦躁等症状,严重者可发生肺水肿,随后可有颈静脉怒张、肝大、水肿等右心力衰竭表现。右心室心肌梗死可一开始即出现右心力衰竭表现,伴血压下降。急性心肌梗死引起的心力衰竭称为泵衰竭。心源性休克是泵衰竭的严重阶段。但如兼有肺水肿和心源性休克则情况最严重。

3.体征

心脏体征梗死范围不大,无并发症者可无异常体征。部分患者可出现心脏浊音界轻至中度增大,心尖区第一心音减弱,奔马律,心尖区可出现粗糙的收缩期杂音或伴收缩中晚期喀喇音等。早期血压可增高,几乎所有患者都有血压降低。可出现与心律失常、休克或心力衰竭相关的其他体征。

(四)缺血性心肌病

1.症状

(1)老年男性多见。

(2)心绞痛反复发作,持续时间较长,不易缓解;后期心绞痛发作反而减少。患者多有心肌梗死病史,甚至有多次心肌梗死病史。

(3)主要表现为左心力衰竭,出现呼吸困难,活动时和卧位情况下均可发生,需要药物治疗才能缓解。

(4)可出现多种、复杂性心律失常,常以室性期前收缩、心房颤动及左束支阻滞最多见,也可出现房性心动过速、室性心动过速,甚至心室颤动。患者发作时表现为心悸,严重时可出现呼吸困难、心绞痛和昏厥。恶性室性心律失常是此类患者猝死的原因之一。

(5)猝死是患者症状和死亡类型之一,其主要原因为心律失常。有过猝死(抢救成功)的患者预后不良,存活率低。

(6)血栓性栓塞症状好发于有心房颤动及心腔明显扩大的患者。血栓可出现在心房或心室,一旦脱落引起不同部位的栓塞,包括脑梗死、下肢动脉栓塞、肠系膜动脉栓塞等,严重者可致死。

2.体征

(1)一般表现:患者出现出汗端坐呼吸、发绀、四肢发冷、烦躁、少尿、血压升高或降低,心率变化以心动过速多见。

(2)心脏表现:①心脏扩大以左心室为主,心尖冲动向左下移位。心脏扩大是该病的重要体征,初期以左心室扩大为主,后期则全心扩大。②第一心音正常或低钝,心尖部可闻及第三心音和第四心音。如合并肺动脉高压,则肺动脉瓣第二心音亢进,心尖部常闻及收缩期杂音,为二尖瓣反流所致。

(3)其他体征:①肺部可出现干性、湿性啰音,以双下肺湿性啰音明显。②颈静脉怒张,肝大,双下肢水肿。

二、辅助检查

(一)无症状心肌缺血

1.动态心电图检查

动态心电图检查为目前公认的用于监测无症状心肌缺血的最简单而常用的方法。心肌缺血发作的动态心电图 ST 段压低标准:J 点后 80 毫秒的水平型或下垂型压低至少 1 mm,持续时间≥5 分钟。如果动态心电图出现 ST 段抬高、T 波一过性倒置等变化也有诊断意义。如果不同时间段记录的普通心电图反映出 ST 段等动态改变,对提示缺血性诊断也有意义。

此外,动态心电图可以监测心肌缺血在日常生活中的发生频度、持续时间、严重程度、动态变化及其与日常生活的关系。

2.心电图运动试验

心电图运动试验符合下列情况之一为阳性:①运动中出现典型心绞痛;②运动中及运动后水平型或下垂型(即缺血性)ST 段压低≥0.1 mV;③运动中血压

降低。

3.超声心动图检查

二维超声心动图技术已渐用于检测室壁活动,尤其在负荷情况下,测定局部节段性室壁运动异常,可间接地确定心肌缺血。

4.放射性核素运动心肌显影

临床常用的是 ^{201} TI 心肌灌注显像,是检测心肌缺血最为敏感的无创方法之一,对心肌缺血诊断的敏感性可达 80%,特异性为 90%,并可测量运动时心肌缺血的范围、严重程度及推测冠状动脉狭窄的部位、程度及对判断预后均有较大意义。

5.冠状动脉计算机断层扫描造影

现在 64 排冠状动脉计算机断层扫描造影可以显示出冠状动脉病变及其严重程度,对于可疑的冠状动脉粥样硬化性心脏病患者或无痛性心肌缺血的患者进行筛查。

6.冠状动脉造影术

冠状动脉造影术仍然是诊断冠状动脉粥样硬化性心脏病的金标准,有助于发现和了解冠状动脉病变,并决定进一步的治疗方案。

(二)心绞痛

因心绞痛发作时间短暂,以下大多数检查均应在发作间期进行,可直接或间接反映心肌缺血。

1.心脏 X 线检查

心脏 X 线检查可无异常发现,如已伴发缺血性心肌病可见心影增大、肺充血等。

2.心电图检查

心电图检查是发现心肌缺血、诊断心绞痛最常用的检查方法。

(1)静息时心电图:约半数患者在正常范围,也可能有陈旧性心肌梗死的改变或非特异性 ST 段和 T 波异常,有时出现房室或束支传导阻滞或室性、房性期前收缩等心律失常。

(2)发作时心电图:绝大多数患者可出现暂时性心肌缺血引起的 ST 段移位。因心内膜下心肌更容易缺血,故常见反应为心内膜下心肌缺血的 ST 段压低(≥0.1 mV),发作缓解后恢复。有时出现 T 波倒置。在平时有 T 波持续倒置的患者,发作时可变为直立("假性正常化")。T 波改变虽然对反映心肌缺血的特异性不如 ST 段,但如与平时心电图比较有明显差别,也有助于诊断。

3.心电图负荷试验

最常用的是运动负荷试验,运动可增加心脏负荷以激发心肌缺血。运动方式主要为分级活动平板和踏车,其运动强度可逐步分期升级,以前者较为常用,让受检查者迎着转动的平板就地踏步。目前国内外常用的是以达到按年龄预计可达到的最大心率或亚极量心率(85%～90%的最大心率)为负荷目标,前者称为极量运动试验,后者称为亚极量运动试验。运动中应持续监测心电改变,运动前、运动中每当运动负荷量增加一次均应记录心电图,运动终止后即刻及此后每2分钟均应重复心电图记录,直至心率恢复至运动前水平。进行心电图记录时应同步测定血压。运动中出现典型心绞痛,心电图改变主要以 ST 段水平型或下斜型压低≥0.1 mV(J 点后 60～80 毫秒)持续 2 分钟为运动试验阳性标准。运动中出现心绞痛,步态不稳,出现室性心动过速(接连 3 个以上室性期前收缩)或血压下降时,应立即停止运动。心肌梗死急性期、有不稳定型心绞痛、明显心力衰竭、严重心律失常或急性疾病者禁做运动试验。本试验有一定比例的假阳性和假阴性、单纯运动心电图阳性或阴性结果不能作为诊断或排除冠状动脉粥样硬化性心脏病的依据。

4.动态心电图检查

观察心电图检查 ST-T 改变和各种心律失常,出现时间可与患者的活动和症状相对照。胸痛发作时相应时间的缺血性 ST-T 改变有助于确定心绞痛的诊断,心电图检查中显示缺血性 ST-T 而当时并无心绞痛者称为无痛性心肌缺血。

5.放射性核素检查

(1)^{201}TI-心肌显像或兼做负荷试验:^{201}TI 随冠状动脉血流很快被正常心肌细胞所摄取。静息时显像所示灌注缺损主要见于心肌梗死后瘢痕部位。在冠状动脉供血不足时,则明显的灌注缺损仅见于运动后心肌缺血区。变异型心绞痛发作时心肌急性缺血区常显示特别明显的灌注缺损。

(2)放射性核素心腔造影:应用^{99m}Tc 进行体内红细胞标记,可得到心腔内血池显影。通过对心动周期中不同时相的显影图像分析,可测定左心室的射血分数及显示心肌缺血区室壁局部运动障碍。

(3)正电子发射断层显像:利用发射正电子的核素示踪剂进行心肌显像,除判断心肌的血流灌注情况外,还可了解心肌的代谢情况。通过对心肌血流灌注和代谢显像匹配分析可准确评估心肌的活力。

6.冠状动脉造影术

冠状动脉造影术对诊断冠状动脉粥样硬化性心脏病具有确诊价值。管腔直径减少75%以上会严重影响血供,50%～70%者也有一定意义。冠状动脉造影的主要指征如下。

(1)已确诊为冠状动脉粥样硬化性心脏病,药物治疗效果不佳,拟行介入性治疗或旁路移植手术。

(2)心肌梗死后再发心绞痛或运动试验阳性者。

(3)有胸痛病史,但症状不典型或无心绞痛、心肌梗死病史,但心电图有缺血性ST-T改变或病理性Q波不能以其他原因解释者。

(4)中老年患者心脏增大、心力衰竭、心律失常、疑有冠状动脉粥样硬化性心脏病而无创性检查未能确诊者。

(5)急性冠脉综合征拟行急诊经皮冠状动脉介入治疗者。冠状动脉造影未见异常而疑有冠状动脉痉挛的患者,可谨慎地进行麦角新碱试验。

7.超声心动图检查

超声心动图可探测到缺血区心室壁的运动异常,心肌超声造影可了解心肌血流灌注。血管镜检查、冠状动脉内超声显像及多普勒检查有助于指导冠状动脉粥样硬化性心脏病介入治疗时采取更恰当的治疗措施。

(三)心肌梗死

1.心电图检查

心肌梗死典型的心电图有特征性改变。动态演变过程对心肌梗死的诊断、定位、估计病情演变和预后都有帮助。

(1)特征性改变:有ST段抬高性心肌梗死和非ST段抬高性心肌梗死2种类型。

ST段抬高性心肌梗死:①ST段抬高,呈弓背向上型,在面向坏死区周围心肌损伤区的导联上出现。②宽而深的Q波(病理性Q波),在面向透壁心肌坏死区的导联上出现。③T波倒置,在面向损伤区周围心肌缺血区的导联上出现。在背向心肌梗死区的导联则出现相反的改变,即R波增高、ST段压低和T波直立并增高。

非ST段抬高性心肌梗死:①无病理性Q波,有普遍性ST段压低≥0.1 mV,但aVR导联(有时还有V_1导联)ST段抬高,或有对称性T波倒置为心内膜下心肌梗死所致。②无病理性Q波,也无ST段变化,仅有T波倒置改变。

(2)心电图动态性改变:有ST段抬高性心肌梗死和非ST段抬高性心肌梗死2种类型。

ST段抬高性心肌梗死:①起病数小时内,可尚无异常或出现异常高大不对称的 T 波,为超急性期改变。②数小时后,ST 段明显抬高,弓背向上,与直立的 T 波连接,形成单相曲线。数小时至 2 日出现病理性 Q 波,同时 R 波减低,是为急性期改变,Q 波在 3～4 天稳定不变,以后 70％～80％永久存在。③在早期如不进行治疗干预,ST 段抬高持续数日至 2 周,逐渐回到基线水平,T 波则变为平坦或倒置,是为亚急性期改变。④数周至数月,T 波呈 V 形倒置,对称,波谷尖锐,是为慢性期改变。T 波倒置可永久存在,也可在数月至数年内逐渐恢复。

非 ST 抬高性心肌梗死:①先是 ST 段普遍压低(除 aVR,有时 V₁ 导联外),继而 T 波倒置加深呈对称型。ST 段和 T 波的改变持续数日或数周后恢复。②T 波改变在 1～6 个月恢复。

2.定位诊断

心电图上心肌梗死部位的诊断一般主要根据坏死型图形(异常 Q 波或 QS 波)出现于哪些导联而作出定位判断。发生心肌梗死的部位多与冠状动脉分支的供血区域相关,因此心电图的定位基本上与病理一致。前间壁梗死时,V_1～V_3 导联出现异常 QS 波或 Q 波;前壁心肌梗死时,异常 Q 波主要出现在 V_3、V_4(V_3)导联;侧壁心肌梗死时,在 Ⅰ、aVL、V5、V6。导联出现异常 Q 波;如异常 Q 波仅出现在 V5、V6 导联,称为前侧壁心肌梗死,如异常 Q 波仅出现在 Ⅰ、aVL 导联,称为高侧壁心肌梗死;下壁心肌梗死时,在 Ⅱ、Ⅲ、aVF 导联出现异常 Q 波或 QS 波。

3.超声心电图检查

二维和 M 型超声心动图也有助于了解心室壁的运动和左心室功能,诊断室壁瘤和乳头肌功能失调等。

4.放射性核素检查

目前多用单光子发射计算机断层显像来检查,新的方法正电子发射断层显像可观察心肌的代谢变化,用以判断心肌的死活可能效果更好。

5.心肌坏死标志物

心肌损伤标记物增高水平与心肌梗死范围及预后明显相关。

(1)肌红蛋白起病后 2 小时内升高,12 小时内达高峰;24～48 小时恢复正常。

(2)肌钙蛋白 I 或肌钙蛋白 T 起病 3 小时后升高,肌钙蛋白 I 于 11～24 小时达高峰,7～10 天降至正常,肌钙蛋白 T 于 24～48 小时达高峰,10～14 天降至正常。这些心肌结构蛋白含量的增高是诊断心肌梗死的敏感指标。

(3)肌酸激酶同工酶升高:在起病后 4 小时内增高,16～24 小时达高峰,3～

4 天恢复正常,其增高的程度能较准确地反映心肌梗死的范围,其高峰出现时间是否提前有助于判断溶栓治疗是否成功。对心肌坏死标记物的测定应进行综合评价,如肌红蛋白在急性心肌梗死后出现最早,也十分敏感,但特异性不很强;肌钙蛋白 I 和肌钙蛋白 T 出现稍延迟,而特异性很高,在症状出现后 6 小时内测定为阴性,则 6 小时后应再复查,其缺点是持续时间可长达 10～14 天,对在此期间出现胸痛,应判断是否有新的心肌梗死。肌酸激酶同工酶虽不如肌钙蛋白 I、肌钙蛋白 T 敏感,但对早期(<4 小时)急性心肌梗死的诊断有较重要价值。此外,肌酸激酶、天门冬酸氨基转移酶和乳酸脱氢酶,其特异性及敏感性不强,但仍有参考价值。

(四)缺血性心肌病

1.心电图检查

(1)心绞痛发作时可出现 ST 段压低,少数可出现 ST 段抬高,伴随 T 波倒置。ST-T 改变的导联常按病变冠状动脉支配区域分布,具有定位诊断价值。如果患者有心肌梗死病史,心电图可有病理性 Q 波、T 波倒置。

(2)左心室肥大、异常 Q 波、ST 段压低、T 波改变。

(3)心律失常,如窦性心动过速、房性期前收缩、室性期前收缩、室性心动过速、心房颤动、房室阻滞及束支阻滞等。

2.胸部 X 线检查

胸部 X 线检查主要表现为心影增大,且多数呈主动脉型心脏(以左心室增大为主,右心室多数正常),少数心影呈普大型。并可见升主动脉增宽及主动脉结钙化等。多数患者有不同程度的肺淤血表现,但肺动脉段改变不明显。

3.心脏超声检查

心腔正常或扩大,以左心房及左心室扩大为主;室壁呈节段性运动减弱或消失,左心室射血分数明显降低,部分患者以舒张功能不全为主,表现为左心室射血分数正常或轻微减低,二尖瓣血流 E/A<1。多数患者伴有二尖瓣口反流,并可见主动脉瓣增厚及钙化。

4.多排冠状动脉计算机断层扫描

多排冠状动脉计算机断层扫描可见多支冠状动脉弥散性严重狭窄或闭塞,心腔扩大。

5.冠状动脉造影术

冠状动脉造影术常表现为多支冠状动脉弥散性严重狭窄或闭塞。

三、诊断要点

(一)无症状心肌缺血

诊断主要根据静息、动态或负荷试验的心电图检查和(或)放射性核素心肌显像,发现患者有心肌缺血的改变,而无其他原因,又伴有动脉粥样硬化的危险因素。进行选择性冠状动脉造影检查可确立诊断。

(二)心绞痛

根据典型心绞痛的发作特点和体征,服用硝酸甘油可缓解,结合年龄和存在的危险因素,排除其他原因所致的心绞痛,一般即可明确诊断。发作时心电图检查提示以 R 波为主的导联中,ST 段压低,T 波平坦或倒置,发作过后数分钟逐渐恢复。心电图无改变的患者可考虑做心电图负荷试验。发作不典型者,诊断要依靠观察硝酸甘油的疗效和发作时心电图的改变,或做 24 小时的动态心电图连续监测。诊断有困难者可行放射性核素心肌显像,多排螺旋计算机断层扫描或磁共振冠脉造影,如确有必要可考虑行选择性冠状动脉造影。

心绞痛严重程度的分级:根据加拿大心血管病学会分级分为 4 级。

Ⅰ级:一般体力活动(如步行和登楼)不受限,仅在强、快或持续用力时发生心绞痛。

Ⅱ级:一般体力活动轻度受限,快步、饭后、寒冷或刮风中、精神应激或醒后数小时内发作心绞痛,一般情况下,平地步行 200 m 以上或登楼一层以上受限。

Ⅲ级:一般体力活动明显受限,一般情况下平地步行 200 m,或登楼一层引起心绞痛。

Ⅳ级:轻微活动或休息时即可发生心绞痛。

(三)心肌梗死

诊断必须至少具备下列 3 条标准中的 2 条。

(1)缺血性胸痛的临床病史。

(2)心电图的动态演变。

(3)心肌坏死标记物浓度的动态改变。对诊断不明确者,应在短期内动态进行心电图、心肌酶类的监测。

(四)缺血性心肌病

凡患者存在心脏扩大、心力衰竭及心绞痛等典型临床表现,且有明确冠状动脉粥样硬化性心脏病病史者,在排除其他导致心脏扩大原因后即应考虑本病的可能。

符合下列 3 个肯定条件与 2 个否定条件者,均可诊断为扩张型缺血性心肌病。

1.肯定条件

(1)有明确的冠状动脉粥样硬化性心脏病证据,如心绞痛发作史、心肌梗死病史 6 个月以上、多排冠状动脉计算机断层扫描及冠状动脉造影结果阳性等。

(2)心脏明显扩大。

(3)心力衰竭反复发作。

2.否定条件

(1)排除冠状动脉粥样硬化性心脏病并发症,如室壁瘤、室间隔穿孔、乳头肌功能不全及心律失常等。

(2)排除其他心脏病或其他原因引起的心脏扩大和心力衰竭,如扩张型心肌病、风湿性心脏病、高血压性心脏病、酒精性心肌病、克山病、长期贫血、甲状腺功能亢进及心脏结节病等。

第四节 鉴 别 诊 断

一、心脏神经症

心脏神经症其特点如下。

(1)胸痛可表现为长为数小时或短为数秒钟的刺痛或隐痛,患者深吸气或叹息样呼吸症状可缓解。

(2)胸痛部位经常变动,或在左乳房下心尖部附近。

(3)症状多在疲劳之后出现,而不疲劳时做轻度体力活动反觉舒适,有时可耐受较重的体力活动而不发生胸痛或胸闷。

(4)含服硝酸甘油无效或在 10 分钟后才见效,常伴有心悸、疲乏和其他神经衰弱症状。

(5)心电图及其他检查无阳性发现。

二、肋间神经痛

肋间神经痛常为肋软骨炎、胸膜炎、胸肌劳损引起,疼痛累及 1～2 个肋间,但并不一定局限在胸前,多为持续性刺痛或灼痛,咳嗽、用力呼吸和身体转动可使疼痛加剧,沿神经行径有压痛。

三、急性肺动脉栓塞

急性肺动脉栓塞临床表现为呼吸困难、剧烈胸痛、咯血、休克,以及右心负荷急剧增加的发绀、肺动脉瓣区第二心音亢进、三尖瓣区出现收缩期杂音、颈静脉充盈、肝大、下肢水肿等。心电图显示电轴右偏,Ⅰ导联出现 S 波或原有的 S 波加深,Ⅲ导联出现 Q 波和 T 波倒置,aVR 导联出现高 R 波,胸导联过渡区向左移,右胸导联 T 波倒置等。血乳酸脱氨酶总值升高,但其同工酶 Ⅰ 和肌酸磷酸激酶不升高。

四、主动脉夹层分离

虽然胸痛颇似急性冠状动脉综合征,但起病即达疼痛高峰,疼痛常放射到背、肋腹、腰和下肢。两上肢血压和脉搏可有明显差异。胸部 X 线片提示主动脉增宽,计算机断层扫描或磁共振主动脉断层显像及超声心动图探测到主动脉壁夹层内有液体,可以确诊。

五、急性心包炎

急性心包炎特别是急性非特异性心包炎,可有较剧烈而持久的心前区疼痛,但常于深呼吸和咳嗽时加重,坐位前倾时减轻。心电图有 ST 段和 T 波变化,除 aVR 外,各导联均有 ST 段弓背向下的抬高,无异常 Q 波出现。

六、急腹症

急性胰腺炎、消化性溃疡穿孔、急性胆囊炎、胆石症等引发的上腹部疼痛及休克,可能与急性冠脉综合征疼痛放射至上腹部者混淆,但病史、体格检查、辅助检查均有助于明确诊断。

七、其他疾病引起的心绞痛

其他疾病引起的心绞痛如严重主动脉瓣狭窄或关闭不全、风湿性冠状动脉炎、梅毒性主动脉炎引起冠状动脉口狭窄或闭塞、肥厚型心肌病、X 综合征等病均可引起心绞痛,要根据其他临床表现来进行鉴别。

第五节 治 疗

一、方剂治疗

(一)心血瘀阻证

1.症状

心胸阵痛,如刺如绞,固定不移,入夜为甚,伴有胸闷心悸,面色晦暗、舌质紫暗,或瘀斑,舌下络脉青紫,脉沉涩或结代。

2.治法

活血化瘀,通脉止痛。

3.方剂

血府逐瘀汤加减。

4.药物

桃仁、当归、川芎、枳壳、薤白、川牛膝、桔梗、檀香、红花、炙甘草、赤芍、生地黄。

(二)寒凝心脉证

1.症状

心胸痛如缩窄,遇寒而作,形寒肢冷,胸闷心悸,甚则喘息不得而卧。舌质淡,苔白滑,脉沉细或弦紧。

2.治法

辛温散寒,宣通心阳。

3.方剂

瓜蒌薤白桂枝汤加减。

4.药物

瓜蒌壳、檀香、丹参、枳实、制附子(先煎)、桂枝、薤白。

(三)痰浊内阻证

1.症状

心胸窒闷或如物压,气短喘促,多形体肥胖,肢体沉重,脘痞,痰多口黏,舌苔浊腻,脉滑、痰浊化热则心痛如灼,心烦口干,痰多黄稠,大便秘结,舌红、苔黄,脉滑数。

2.治法

通阳泄浊,豁痰宣痹。

3.方剂

瓜蒌薤白半夏汤加减。

4.药物

瓜蒌、薤白、法半夏、枳实、竹茹、陈皮、干姜。

(四)心气虚弱证

1.症状

心胸隐痛,反复发作,胸闷气短,动则喘息,心悸易汗,倦怠懒言,面色苍白、舌淡暗或有齿痕,苔薄白,脉弱或结代。

2.治法

益气养心,活血通脉。

3.方剂

生脉饮合炙甘草汤加减。

4.药物

人参、炙甘草、桂枝、当归、五味子、丹参、黄芪、麦冬、赤芍。

(五)阴血亏虚证

1.症状

心胸烦闷而痛。头晕口干,五心烦热,尿赤便干,舌深红,少苔或无苔,脉细数或促、结代。

2.治法

滋阴补血,活络止痛。

3.方剂

桃红四物汤送服六味地黄丸。

4.药物

桃仁、红花、川芎、柴胡、赤芍、郁金、枳实、三七末(冲服)。

(六)心肾阴虚证

1.症状

心胸隐痛,久发不愈,心悸盗汗,心烦少寐、腰酸膝软,耳鸣头晕,气短乏力。舌红,苔少,脉细数。

2.治法

滋阴清火,养心和络。

3.方剂

左归饮合生脉饮加减。

4.药物

熟地黄、山药、山茱萸、枸杞子、人参、麦冬、甘草、五味子、茯苓、柏子仁、酸枣仁。

(七)心肾阳虚证

1.症状

胸闷气短,遇寒则痛,心痛彻背,形寒肢冷,动则气喘,心悸汗出,不能平卧,腰酸乏力,面浮足肿,舌淡胖,苔白,脉沉细或脉微欲绝。

2.治法

温补阳气,振奋心阳。

3.方剂

参附汤合右归饮加减。

4.药物

红参、制附片(先煎)、桂枝、炙甘草、山茱萸、枸杞子、杜仲、熟地黄。

二、脐灸治疗

(一)证型

阳虚寒凝血瘀症。

(二)治法

温阳通络,活血化瘀。

(三)脐灸方

活血止痛方。

(四)组成

丹参、吴茱萸、檀香、桂枝、薤白、冰片等。

(五)用法

神阙穴穴位贴敷结合脐灸,每次连施6柱,1周3次。

(六)注意事项

此方主要用于心绞痛,在排除脐灸疗法使用禁忌后,患者需符合脐灸疗法冠状动脉粥样硬化性心脏病心绞痛适应范围(见第二章第三节)。

三、膏方治疗

(一)肝郁气滞证

1.症状

心胸部有满闷感,或表现为闷痛、胀痛,常伴胁肋部不适甚至疼痛;或胃脘部疼痛、反酸、消化不良,打嗝或排气后胃脘不适可减轻;心思重,易生闷气,常叹气。舌苔多见薄或薄腻,脉细弦。

2.治法

疏肝行气止痛。

3.膏方

疏肝理气膏。

4.组成

醋柴胡 100 g,甘草 100 g,郁金 250 g,川芎 120 g,赤芍 200 g,茯苓 200 g,厚朴 200 g,木香 120 g,桂枝 60 g,炙甘草 200 g,延胡索 150 g,白术 100 g,枳壳 100 g,香附 150 g,紫苏梗 100 g,海螵蛸 150 g,石菖蒲 100 g,淡豆豉 100 g,陈皮 150 g,百合 100 g,薄荷 50 g,桃仁 100 g。

5.制法

共以水煎透,去渣再熬浓汁,加入鳖甲胶 150 g、冰糖 100 g、蜂蜜 300 g、黄酒 500 mL,收膏,冷藏备用。

6.服法

早、晚饭后半小时服用 10 g,以温开水送服。

(二)气阴两虚证

1.症状

心胸部的隐痛,时作时止,或伴有心悸、气短、眩晕、乏力,体力活动或劳累加重。伴有期前收缩、心房颤动;伴易汗出,口干;或见便秘。舌苔薄白,脉虚细缓或结代。

2.治法

益气养阴,通脉止痛。

3.膏方

四君宁心膏。

4.组成

人参 150 g,麦冬 120 g,五味子 90 g,当归 120 g,赤芍 100 g,白芍 150 g,川芎 150 g,熟地黄 120 g,生地黄 120 g,酸枣仁 120 g,陈皮 100 g,白术 150 g,玉竹 150 g,生黄芪 200 g,怀山药 200 g,炙甘草 200 g,木香 80 g,葛根 200 g,茯苓 150 g,茯神 150 g,神曲 100 g。

5.制法

共以水煎透,去渣再熬浓汁,加入鳖甲胶 100 g、阿胶 100 g、炼蜜 300 g、黄酒 500 mL,收膏,冷藏备用。

6.服法

早、晚饭后半小时服用 10 g,以温开水送服。

(三)痰浊闭阻证

1.症状

心胸部闷痛,或伴有心悸、气短、身重乏力、头晕恶心、倦怠嗜睡、脘闷腹胀、食少纳呆、大便稀溏。此类患者多见形体肥胖,喜好油腻饮食,多伴见血脂异常。舌体胖大有齿痕,舌苔浊腻或滑腻,脉弦滑。

2.治法

豁痰散结,通阳止痛。

3.膏方

涤痰通阳止痛膏。

4.组成

姜半夏 100 g,陈皮 150 g,茯苓 150 g,炒白术 150 g,丹参 150 g,山楂 150 g,瓜蒌 150 g,石菖蒲 200 g,薤白 100 g,枳实 100 g,泽泻 100 g,桂枝 100 g,党参 100 g,红曲 60 g,厚朴 100 g,荷叶 100 g,山药 100 g,百合 100 g,生地黄 100 g,苍术 150 g,香附 150 g,车前子 150 g,郁金 150 g,川芎 150 g,红花 100 g。

5.制法

共以水煎透,去渣再熬浓汁,加冰糖 200 g、琼脂 100 g、黄酒 500 mL,收膏,冷藏备用。

6.服法

早、晚饭后半小时服用 10 g,以温开水送服。

(四)心肾阴虚证

1.症状

心胸部闷痛,伴有心悸、夜间盗汗、腰膝酸软、手脚心热、头晕耳鸣、口干便秘、心烦焦虑、失眠多梦、健忘等症。舌红少苔,脉细数。

2.治法

滋阴清热,宁心止痛。

3.膏方

滋阴补心膏。

4.组成

生地黄 150 g,熟地黄 150 g,西洋参 100 g,当归 120 g,天冬 100 g,麦冬 100 g,桑椹 300 g,山茱萸 100 g,杜仲 120 g,五味子 100 g,丹参 100 g,赤芍 150 g,女贞子 200 g,山药 150 g,玄参 100 g,枸杞子 100 g,川芎 90 g,牡丹皮 100 g,泽泻 100 g,北沙参 150 g,肉桂 60 g,龙眼肉 60 g,茯苓 150 g,茯神 150 g。

5.制法

共以水煎透,去渣再熬浓汁,加入龟甲胶 150 g、鳖甲胶 150 g、黄酒 500 mL,收膏,冷藏备用。

6.服法

早、晚饭后半小时服用 10 g,以温开水送服。

(五)心肾阳虚型

1.症状

胸闷气短,心悸而痛,面色㿠白,可伴有自汗出、畏寒肢冷、倦怠乏力、大便溏泄、小便清长或小便不利,或见下肢凹陷性水肿。舌淡胖,边有齿痕,苔白或腻,脉沉细迟。

2.治法

温补肾阳,振奋心阳。

3.膏方

温肾助阳止痛膏。

4.组成

山药 200 g,杜仲 150 g,山茱萸 150 g,枸杞子 150 g,淫羊藿 200 g,桂枝 150 g,川芎 100 g,白芍 120 g,柏子仁 120 g,女贞子 120 g,菟丝子 150 g,熟地黄 210 g,桑寄生 210 g,薤白 200 g,炙甘草 150 g,肉桂 60 g,巴戟天 100 g,香附 150 g,制附子 90 g,牛膝 150 g,通草 100 g,车前子 150 g。

5.制法

共以水煎透,去渣再熬浓汁,加阿胶 90 g、鹿角胶 200 g、炼蜜 300 g、黄酒 500 mL,收膏,冷藏备用。

6.服法

早饭后半小时服用 10 g,晚饭后半小时服用 15 g,以温开水送服。

(六)痰瘀交阻证

1.症状

胸痛如针刺,痛有定处,时作时止,入夜尤甚,或心痛彻背,背痛彻心,可伴有心悸、气短、痰多、口黏、乏力、容易疲劳,多伴随血脂异常。舌质紫暗有瘀斑,舌下络脉曲张青紫,脉弦涩。

2.治法

活血止痛,豁痰散结。

3.膏方

逐瘀化痰通脉膏。

4.组成

川芎 210 g,瓜蒌 210 g,丹参 210 g,延胡索 280 g,益母草 280 g,姜半夏 140 g,枳实 100 g,茯苓 210 g,白术 150 g,木香 80 g,远志 210 g,葛根 200 g,炙甘草 120 g,三七 90 g,郁金 120 g,桃仁 100 g,红花 100 g,桔梗 150 g,当归 150 g,生地黄 150 g,山楂 150 g,皂角刺 50 g,赤芍 200 g,地龙 100 g。

5.制法

共以水煎透,去渣再熬浓汁,加阿胶 50 g、木糖醇 200 g、黄酒 500 mL,收膏,冷藏备用。

6.服法

早、晚饭后半小时服用 15 g,以温开水送服。

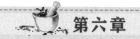

第六章

心 肌 病

第一节 概　　述

一、定义

心肌病为一组异质性心肌疾病,由各种不同原因(常为遗传原因)引起,伴有心肌机械和(或)心电活动障碍,常表现为不适当地心室肥厚和扩张,可导致心血管死亡和心功能不全。该病可局限于心脏本身,也可为全身系统性疾病的部分表现。

二、分类

(一)世界卫生组织分类

世界卫生组织提出的心肌病分类方案将心肌病分为扩张型心肌病、肥厚型心肌病、限制型心肌病、致心律失常性右室心肌病、未分类的心肌病(如孤立的心室致密化不全)。

世界卫生组织的分类也对有重叠的特殊心肌病做了分类,其中的心肌病有其特殊的病因,包括缺血性心肌病、瓣膜性心肌病、高血压性心肌病、代谢性心肌病、围生期心肌病。

(二)美国心脏协会分类

心肌病按累及的器官主要分为2大类。①原发性心肌病:指遗传的、非遗传的或后天获得的仅累及心脏或以心脏受累为主的心肌疾病。②继发性心肌病:指心肌的病理学改变表现为各种各样的系统性(累及多器官)紊乱的一部分。在这些系统性疾病中,心肌的病变是继发的。

第二节 病 因 病 机

一、中医病因病机

本病病因复杂,可分为先天因素和后天因素。先天因素是胎气受损及禀赋不足、特异体质而致心气虚弱、心脉失养。后天因素主要有七情失调、外感六淫毒邪、劳逸饮食失宜等,多因外感六淫或劳倦过度诱发;毒邪直接侵袭心脏;或风湿热邪痹阻经络,久病及心,使心气血耗伤。

本病病位在心,与肺、肝、脾、肾密切相关。体质虚弱是本病发生的关键所在,尤以气虚患者更为多见。气为机体动力。元气不足则脏腑功能低下,化生不足可导致气阴二亏,心失所养;气虚则推动运行血液功能不力,造成心血瘀阻,常以气候突变、寒暖失常、起居不慎、疲劳过度、冷热不调、饮食所伤、饮酒过度为诱因,出现心悸、怔忡诸症。总之,本病主要为先天不足,后天失调。先有脾肾阳虚,心阳不振为本,外邪毒气乘虚而入侵犯心、脾、肾、肺。严重时发展为心阳暴脱,甚至阴阳离决而猝死。

常见心肌病具体病因病机如下。

(一)扩张型心肌病

扩张型心肌病的发病多为各种原因导致元气亏虚,元阳不足,邪毒乘虚而入,传入于脉,内舍于心,日久心气耗散,心体胀大。本病的发生多与外感六邪、饮食失调、情志失节、久病劳倦及禀赋不足等因素有关,大致可概括为正虚和邪毒外侵。正虚主要指气虚、血虚、阳虚、阴虚,肺、脾、肾亏虚,心脉失养;邪毒以瘀、痰、湿、寒、火多见,前二者为病理产物,后三者属六淫。

1.正虚

(1)禀赋不足、五脏虚弱:疾病的发生,虽然外部条件是必不可少的一个方面,但是决定疾病发生的因素是人体内部的条件,即正气的不足和低下。在相同致病因素的作用下,若素体健旺,五脏强健,则外不受邪,抗病能力强,不易发病;反之,若先天禀赋不足,或后天失于调理,以致五脏虚弱,则最易受外邪侵袭而发病,即“正气存内,邪不可干,邪之所凑,其气必虚”。邪入体内,又进一步耗伤正气,使五脏更虚,变生他证,加重疾病,甚至危及生命。

(2)心气不足、心阳亏虚:心主阳气,心脏赖此阳气维持其生理功能,鼓动血液的运行,以资助脾胃的运化及肾脏的温煦。若心阳不振、心气不足,则无以保持血脉的正常活动,导致心失所养,可发为心悸、怔忡;心气阳虚日久,肾失温煦,气化失利,影响水液运化,以致水饮凌心犯肺或外溢肌肤,发为心悸、喘证、水肿;饮邪久蓄体内,受阳气煎熬,蒸炼津液为痰,以可使肺失宣降,发为咳逆喘息;气虚无力推动血液运行,则导致瘀血内停,血脉痹阻,发为胸痹心痛、心悸;心气不足,胸阳不振,则运血无力,血滞心脉,故可发为心痛、胸闷、短气、喘息、心悸等。

(3)心血亏虚:心主血,血赖心气的推动才能运行周身,荣养脏腑四肢百骸。而心脏亦因有血液的滋养方能维持正常的生理活动。若禀赋不足,脏腑虚损;或病后失于调养;或思虑过度,伤及心脾;或触事不意,真血亏耗;或脾胃虚衰,气血生化乏源不足;或失血过多等,均可导致心血亏虚,使心失所养而发为惊悸、怔忡。

(4)气阴两虚:素体禀赋不强、劳役过度、出汗过多、热病之后,都可损伤气血津液,导致气阴两虚。复感温热邪毒,而温邪最易伤人气阴,则更加重气阴的耗伤,二者相互影响为患。损伤心之气阴,则导致心失所养;耗伤心之阴血,则导致心血亏虚;心气无力推动血行,又致瘀阻心脉。气阴两虚日久不愈,阴损及阳,将成阴阳两虚,甚至阴阳离决之危候。

(5)肺脾肾诸虚:脾为后天之本,主运化水湿,"脾气散精,上归于肺",是水液代谢的首要环节。脾气亏虚,不能为胃行其津液,即可致水停为饮,酿湿生痰,或泛溢肌肤而为肿。肺主行水,为水之上源,继"脾气散精"之后,它有"通调水道,下输膀胱"的作用,以保证"水精四布"。肺气失宣,水道不通,则流溢肌肤发为水肿;肾阳衰微,气化失司,水液不能下输膀胱,即发为水肿。总之,肺脾肾共同调节水液之代谢。肺肾之间,若肾水上泛,传入肺,而使肺气不降,失去通调水道之功能,可以促使肾气更虚,水邪更甚;相反,肺受邪而传入肾,亦能产生同样结果。脾肾之间,若脾虚不能制水,水湿尤甚,必损其阳,故脾虚的进一步发展,必然导致肾阳亦衰;若肾阳衰微,不能温养脾土,则可加重水肿。水液代谢障碍,水饮内停,凌心犯肺,又可发为咳喘、心悸等症状。

2.邪毒外侵

(1)六淫外邪:风为六淫之首,每夹寒夹热,风寒或风热之邪侵袭肺卫,肺失通调,风水相搏,发为水肿;寒主收引,既可抑遏气机,所谓暴寒折阳,又可使血行瘀滞,发为胸痹;湿邪常阻遏气机、损伤阳气;火邪耗气伤阴、生风动血、易致肿疡。

(2)瘀血阻滞:先天禀赋不足或后天调养失宜,心气亏虚、心阳不振,无力推动血行,即可导致心血瘀阻;同时,心血瘀阻亦可加重心气、心阳之虚衰,两者可互为因果。因此,瘀血既是本病中最常见的病理产物,同时又是主要的致病因素。故瘀血阻于心脉,影响血液的正常运行,则发为心悸、心痛等;瘀血影响气化,导致气化行水之功失权,上逆发为喘咳,外溢发为水肿。瘀血本是离经之血,停蓄体内,阻于正常脉道,亦可影响新血的生成,日久则导致心血亏少,阴血暗耗。

(3)痰饮内停:包括痰和饮,两者都是人体的病理产物之一,多是外感六淫、饮食所伤、七情内伤所致,常阻滞气血运行、影响水液代谢、蒙蔽心神等;稠浊者为痰,清晰者为饮,二者往往互为因果。饮邪迫肺,可使肺气上逆而为喘。水饮久蓄体内,受阳气煎熬,或阴虚火旺等,皆能炼液为痰,阻闭肺络,使肺气的宣降失司,发为喘促。

本病病位在心,与肺、脾、肾诸脏相关。本虚标实乃其病机之关键。本虚以心气虚弱及气阴两虚为主;标实则责之于痰饮、水湿、瘀血等。临床以心气虚弱为主,病久耗伤气阴,继则阴损及阳,甚至阴阳俱虚。阳气亏虚,无力推动血液在脉中运行,日久必致瘀血阻滞。本病多病程旷日,久病入络,因此瘀血是扩张型心肌病标实证之最多见之病理产物。"脾为生痰之源""肾主化气行水",脾肾阳虚,不能运化水液,则内生痰饮、水湿,上凌心肺为喘,外溢肌肤为肿。扩张型心肌病其喘与肿的病机是一致的,肺脾肾心诸脏之阳气衰败是其发病的关键。瘀血、痰湿、水饮等病理产物郁久化热,痰热瘀血互结,络脉瘀滞,水火逆乱,热毒浸淫,气化失司,气机逆乱,又可酿成虚实互见,寒热错杂之复杂证候。

(二)肥厚型心肌病

肥厚型心肌病主要病机为患者久病,耗气伤阴,气虚运血无力,阴津失布,引起瘀血、痰饮内停;阴虚日久及阳,致心肾阳虚,损伤气血阴阳,日久不愈,发为此病。本病病位主要在心,常涉及肺、脾、肾。基本病机为久病正虚,痹阻心脉。病属本虚标实,虚指气血阴阳亏虚,实以瘀血、水饮为主。发病初期,可无明显症状,日渐损及气血阴阳,日久不愈,可出现心悸、胸痹、心力衰竭等病症。

1.气阴两虚

本证由于素体正气虚弱,日久心气衰弱,气虚致气化功能障碍,使阴液生成减少,或素体阴虚,损及心阴,致气阴两虚。临床可见心悸气短、倦怠乏力、盗汗、口干、五心烦热等。

2.气虚血瘀

心痹发病,心气亏虚。《素问·五脏生成》曰:"诸血者,皆属于心。"心主血脉,血液的正常运行全赖心气推动。心气不足,鼓动无力,则血行不畅形成瘀血,出现面色晦暗、口唇青紫,甚或胁下痞块。

3.痰瘀互结

心气不足,则津液输布、排泄障碍,其病理表现可致痰饮水停,同时瘀血也是水饮内停的重要致病因素。血和津液二者具有"津血同源""津血互化"的关系。血瘀日久影响水液运行、排泄而引起水液代谢障碍致痰饮水停,痰瘀互结,痹阻心脉,则出现心悸怔忡、喘促气短、胸闷、胸痛等症。

4.心肾阳虚

久病之后,阳气虚弱,不能温养心脉,心阳虚衰,累及肾阳,肾不能气化水湿而生水饮,饮邪上犯凌心则心悸,射肺则咳喘,泛溢肌肤则水肿。

(三)限制型心肌病

中医认为,本病是由于先天不足、素体虚弱、过度劳倦、起居失常、饮食失调、饮酒失节、妊娠期间"聚血以养胎"、药物损伤心气,致正气虚弱,气虚无力推动血行致痹阻心脉,心失所养而发病。

1.先天不足

因父母体虚,胎气不足,或胎中失养等,致使婴儿正气虚弱,心失所养而发病。

2.饮食失调

饮食不节、饮酒过度损伤脾胃导致痰浊盘踞,气机痹阻,脉络阻滞,发为本病。或饮食失调伤及心脾,气血化源不足,心神失养而发病。

3.妊娠损伤

因妊娠期间"聚血以养胎"致心失所养而发病。

4.药物损伤

内服药物暴伤人体正气,致使心气亏虚而发病。

二、西医病因及发病机制

(一)肥厚型心肌病

肥厚型心肌病基础病因和发病机制尚不清楚。它是多种复杂的遗传学和非遗传学因素相互作用的结果,而遗传学因素强于非遗传学因素。绝大多数患者呈常染色体显性遗传,表现为编码肌小节结构蛋白的基因突变,至今已明确了27个相关的致病基因,分别编码粗肌丝、细肌丝、Z盘结构蛋白或钙调控相关蛋白等。研究发现,在某些家族中,家族性肥厚型心肌病与14号染色体上的心脏肌球蛋白重链基因有关,但不是所有家族均是如此,具有遗传异质性,病变基因不同或某一特定基因发生突变可以解释家族性肥厚型心肌病临床表现不同。约30%的患者为不明原因的心肌肥厚。除了遗传学发病机制之外,由于神经内分泌激活、原癌基因异常表达等,使心肌对正常儿茶酚胺反应异常也可能参与了心肌肥厚的发生和发展。

基因突变引起肥厚型心肌病的发病机制目前仍不明确,推测是由于基因突变导致肌纤维收缩功能受损,从而代偿性地出现心肌肥厚和舒张功能障碍。也有研究者提出基因突变可导致钙循环或钙敏感性受扰,能量代谢受到影响,从而出现心肌肥厚、纤维化、肌纤维排列紊乱及舒张功能改变。这些学说虽然互为补充地解释了肥厚型心肌病的发病机制,但均难以完全阐明。

(二)扩张型心肌病

1.遗传机制

25%~50%的患者有基因突变或家族遗传背景。主要为常染色体显性遗传,而 X 染色体连锁隐性遗传及线粒体遗传较少见。目前已发现超过 30 个染色体位点与常染色体显性遗传的扩张型心肌病有关,2/3 的致病基因位于这些位点,最常见的是肌联蛋白、核纤层蛋白 A/C 和心脏肌节基因,这些基因大多是编码细胞骨架和(或)收缩成分的蛋白,包括肌营养不良蛋白、心肌肌动蛋白、结蛋白、核纤层蛋白及血管紧张素转换酶等,主要影响心肌细胞的能量产生、能量传输、机械收缩和信号转导。另外,编码细胞核骨架和离子通道蛋白的基因突变也是导致家族性扩张型心肌病的“元凶”。由于家族性扩张型心肌病患者具有明显的遗传倾向,因此患者的家庭成员特别是一级亲属,均应进行扩张型心肌病筛查。如果一个家系的致病基因已经明确,其亲属应当进行分子学检测以确定这一致病基因突变是否存在。非致病基因突变携带者发生家族性扩张型心肌病的风险很低,而对于致病基因突变携带者,即使无症状,均必须定期随访超声心动图,因为家族性扩张型心肌病致病基因不完全外显,其外显率将随着年龄增加而升高,因此无症状的致病基因突变携带者发生家族性扩张型心肌病的风险将会逐年升高。

2.免疫机制

自身免疫异常可直接损伤心肌,导致心肌继发性改变及体内各种细胞因子和激素的改变,启动心室重塑,引起心脏形态和功能变化。因此,自身免疫反应可能在扩张型心肌病发病机制中起重要作用。其中,抗心肌抗体是机体产生的针对自身心肌蛋白质分子抗体的总称,在扩张型心肌病发病中发挥重要作用,包括抗心肌线粒体 ADP/ATP 载体（ANT）抗体,抗肾上腺素能 β_1 抗体、抗胆碱能 M_2 受体抗体、抗肌球蛋白重链抗体和抗 L 型钙通道抗体等,均具有致病作用。近年来发现抗热休克蛋白抗体、抗心肌细胞膜抗体、抗肌凝蛋白抗体、抗心肌肌纤维膜抗体、抗线粒体 M_1 抗体等均可能与扩张型心肌病相关。

（1）心肌线粒体 ADP/ATP 载体抗体:ADP/ATP 载体是线粒体内膜上的一种蛋白质,与病原体蛋白存在相同的抗原决定簇,病毒感染导致线粒体隔离抗原释放或引起心肌抗原性质的改变,使 ADP/ATP 载体成为扩张型心肌病患者体内的自身抗原,抗 ADP/ATP 载体抗体结合于线粒体膜面,抑制心肌 ADP/ATP 转运,导致心肌细胞能量供给与需求的平衡失调,使心肌能量匮乏,损害心肌功能。

（2）β_1 受体抗体和 M_2 受体抗体:β_1 受体抗体能激活受体的钙通道,引起细胞钙超载,M_2 受体抗体具有拟胆碱样作用,减弱心肌收缩力,减慢心率,同时,两者不仅能阻断受体与特异性抗体结合,还对受体有激动剂样效应,干扰其正常调节功能。

（3）肌球蛋白抗体:由心肌的肌球蛋白作为自身抗原刺激产生,介导心肌免疫损伤。

3.感染

病原体直接侵袭和由此引发的慢性炎症和免疫反应是造成心肌损害的机制,以病毒最常见,主要为 RNA 家族中的小核糖核酸病毒,包括柯萨奇病毒 B、ECHO 病毒、小儿麻痹症病毒、甲乙流感病毒、腺病毒、巨细胞病毒、人类免疫缺陷病毒等。急性病毒性心肌炎患者经长期随访,有 30% 可最终发展转变为扩张型心肌病,研究观察临床诊断扩张型心肌病的患者,心内膜心肌活检发现存在心肌炎者不少。因此,病毒性心肌炎是扩张型心肌病公认的致病原因。

4.中毒、内分泌和代谢异常

很多化学合成物能导致扩张型心肌病,最常见的是酒精消耗过量和某些具有特异性心肌毒性药物（如阿霉素等蒽环类抗癌药物、锂制剂、依米丁等）。酒精性心肌病发生于长期过量饮酒的人群,饮酒是导致心功能损害的独立因素,其病理机制可能与乙醇通过线粒体氧化磷酸化和脂肪酸氧化而损害细胞功能;而某些化学物质及抗癌药能与心肌细胞核及线粒体中的 DNA 结合抑制酶系统,导致心肌能量代谢障碍,使心肌细胞的生存及增生能力减退,引起进行性心肌损伤,再加上某些诱发因素如劳累、感染、毒素、酒精中毒等,最终导致扩张型心肌病。某些维生素和微量元素缺乏也可导致扩张型心肌病,如硒的缺乏可导致克山病,与硒参与心肌细胞 β 受体功能的调节有关。嗜铬细胞瘤、甲状腺疾病等内分泌疾病也是扩张型心肌病的常见病因。

(三)限制型心肌病

限制型心肌病属于混合性心肌病,约一半为原发性(病变单纯局限于心肌),另一半为继发性(心肌病变是全身系统性疾病的一部分)。通常分为以下 3 类,①浸润性:为细胞内或细胞间有异常物质或代谢产物堆积。常见的疾病包括淀粉样变性、结节病、血色病、糖原贮积症、戈谢病、Fabry 病。②非浸润性:包括特发性限制型心肌病,部分可能属于和其他类型心肌病重叠的情况如轻微扩张型心肌病、肥厚型/假性肥厚型心肌病,病理改变以纤维化为特征的硬皮病以及糖尿病心肌病等。③心内膜病变:主要包括病变累及心内膜为主,如病理改变与纤维化有关的心内膜弹力纤维增生症、高嗜酸性粒细胞综合征、放射性药物、蒽环类药物以及类癌样心脏病和转移癌等。

限制型心肌病具有遗传易感性。糖原贮积症是一种常见的与遗传相关继发性限制型心肌病,该病多由糖代谢相关酶蛋白基因突变引起:位于染色体 17q23-25 上编码酸性-α-葡萄糖苷酶基因突变,造成溶酶体中葡萄糖苷酶缺乏,导致糖原分解障碍并过度沉积在心脏可引起 Pompe 病,表现为病理性心肌肥厚。糖原脱支酶基因突变引起糖原脱支酶活性缺乏导致糖原支链不能完全被分解,最终致使大量糖原在心肌贮积引起 Forbes 病;糖原分支酶糖原分支酶缺陷则可引起 Anderson 病;编码 AMPKγ2 调节亚基的基因($PRKAG2$)突变,导致 AMPK 活性异常增加,使心肌细胞内糖原贮积可引起 PRKAG2 心脏综合征。特发性限制型心肌病也可以通过家族遗传的方式获得,呈常染色体显性遗传。家族性限制型心肌病主要发生在基因编码心肌肌钙蛋白 I 和肌间线蛋白。$TNNI3$ 基因是肌钙蛋白 I 基因中的一段保守序列,2003 年,有学者首次明确了 $TNNI3$ 基因突变可以导致限制型心肌病,并通过基因分析确定了肌钙蛋白 I 中某些特定区域中参与重要细丝相互作用的基因突变($D190H$、$R192H$、$K178E$、$R145W$、$A171T$、$L144Q$ 等)。近来的研究证实,心肌肌动蛋白、肌凝蛋白重链和肌钙蛋白 T($TNNT2$)基因突变也与限制型心肌病相关。

第三节 诊 断

一、临床表现

(一)肥厚型心肌病

1.症状

缓慢起病,轻症患者可长期无症状,也有以猝死为首发症状的患者。症状与左室流出道梗阻程度、是否合并心律失常等有关。

(1)呼吸困难:劳力性呼吸困难和夜间阵发性呼吸困难是最常见的症状。由于左心室高动力和收缩力增强导致肺静脉压和左心房压的升高所致,与心室顺应性下降、心室充盈受限、舒张末期压增加和肺淤血有关,当同时合并二尖瓣反流时肺淤血更严重。

(2)心绞痛:为活动后胸闷、胸痛,也可有持续性疼痛或休息及餐后发生的情况,舌下含服硝酸甘油不能迅速缓解。

(3)心悸:患者可仅感觉到强烈的心跳,特别是在左侧卧位时。房性和室性心律失常是引起心悸最常见的原因。快速心律失常常伴有低血压和心排血量降低。单个或短阵室性和室上性期前收缩可以无症状。

(4)晕厥或先兆晕厥:常于突然站立、情绪激动或运动后发生,是由于左心室舒张期缩短,加重充盈不足,心排出量降低,导致体循环、脑动脉供血不足所致;另一方面,当活动或情绪激动时,由于交感神经作用使肥厚的心肌收缩加强,加重流出道梗阻,心排血量骤减而引起。

(5)心源性猝死:与恶性心律失常有关,如持续性或非持续性室性心动过速、心室纤颤、心脏停搏、严重房室传导阻滞等。

(6)心力衰竭:是病情发展到晚期的表现。随着心肌顺应性进一步降低,心室舒张末期压和心房压力显著增高,心房压力也升高,同时心肌广泛性纤维化,心室收缩功能显著减弱,导致心力衰竭。猝死率高,心力衰竭死亡多发生于中年患者。

少部分患者可发生左心室扩张,即扩张期肥厚型心肌病,表现为心肌组织缺失和纤维替代,为肥厚型心肌病终末阶段表现之一,临床症状类似于扩张型心肌病。

2.体征

轻症者可无明显阳性体征,临床体检可完全正常或接近正常。常见的体征如下。

(1)心浊音界向左下扩大,心脏搏动呈抬举性。

(2)心脏听诊可于胸骨左缘第3～5肋间闻及收缩中晚期粗糙的喷射性杂音,向心尖部传导,可伴有收缩期震颤。杂音产生于左室流出道梗阻和二尖瓣反流,其强度及持续时间可随不同情况而发生变化。当出现心肌收缩力降低或心脏负荷增加时,由于左心室的血容量增加,流出道梗阻程度减轻而使杂音减弱,如使用血管收缩药、维拉帕米、β受体阻滞剂或作仰卧、紧握拳、下蹲动作等;当出现心肌收缩力增强或心脏负荷减低时,由于回心血量减少,左室流出道梗阻加重而使杂音增强,如使用洋地黄类、硝酸酯类药物或 Valsalva 动作、站立、室性期前收缩后。约半数患者心尖区可闻及收缩期杂音,系相对性二尖瓣关闭不全所致。

(3)第二心音反常分裂,有时可闻及第三心音,系左室射血受限、主动脉瓣延迟关闭所致。

(二)扩张型心肌病

1.症状

最常见的症状为肺淤血引起的气促、端坐呼吸和夜间阵发性呼吸困难;与组织灌注减少相关的劳力性呼吸困难;心排血量减低引起的疲乏、头晕;心悸也是常见症状,可由于心动过速引起;慢性体循环淤血引起腹胀、腹水、双下肢水肿。这些症状可呈隐匿性出现,患者仅主诉体重增加(间质水肿)和体力活动时气短。

2.体征

早期很少有体征。常出现心排血量减低的体征,包括四肢发凉(外周血管收缩所致)、脉搏较弱、低血压和窦性心动过速。静脉充血时可闻及肺部湿啰音。胸腔积液出现时,叩诊肺底呈浊音。心脏检查可发现心脏向左下或两侧扩大,心尖冲动弥散。心脏听诊常可闻及第三心音和第四心音(收缩功能减低所致),二尖瓣反流的杂音(左心室显著扩大所致)。发生右心力衰竭时出现体循环淤血的体征,包括颈静脉怒张、肝大、腹水和外周水肿。右心室扩大,收缩功能减低时常伴有三尖瓣反流的杂音。

(三)限制型心肌病

病变可局限于左心室、右心室或双心室同时受累。由于病变部位不同而有不同的临床表现。

1.右心室病变所致症状和体征

(1)主要症状:起病缓慢,腹胀、腹水。由于肝充血、肿大或由于腹水致腹壁紧张而腹痛。劳力性呼吸困难及阵发性夜间呼吸困难,均可由于放腹水而缓解,说明呼吸困难主要由腹水引起。心前区不适感,出于排血量降低而感无力,劳动力下降,半数有轻度咳嗽、咳痰。

(2)主要体征:心尖冲动减弱,心界轻度或中度扩大。第一心音减弱,胸骨左下缘吹风性收缩期杂音,可闻及第三心音。下肢水肿与腹水不相称,腹水量大而下肢水肿较轻。用利尿剂后下肢水肿减轻或消失,而腹水往往持续存在,颈静脉怒张明显。

2.左心室病变所致症状和体征

(1)主要症状:心慌、气短。

(2)主要体征:心尖部吹风样收缩期杂音,少数心尖部有收缩期细震颤。当肺血管阻力增加时,出现肺动脉高压的表现。

3.双侧心室病变所致症状和体征

病变表现为右心室及左心室心内膜心肌纤维化的综合征象,但主要表现为右心室病变的症状及体征。少数患者突出表现为心律失常,多为房性心律失常,可导致右心房极度扩大,甚至虚脱、死亡,也有患者以慢性复发性大量心包积液为主要表现,常误诊为单纯心包疾病。

二、辅助检查

(一)肥厚型心肌病

1.心电图检查

心电图变化出现较早,灵敏度高,但缺乏特异性。超过90%患者有心电图改变,通常显示左心室肥大伴胸前外侧导联 QRS 电压升高或 ST-T 波改变($V_4 \sim V_6$)。由于部分患者尽管心脏质量增加,但可能不存在左心室肥厚征象,因此心电图正常并不能排除肥厚型心肌病的诊断。偶尔见到异常宽大的 Q 波是室间隔除极的结果,这种假性梗死的心电图改变并不常见。心尖肥厚者可有 $V_3 \sim V_5$ 导联 T 波深而对称性倒置。其他特征包括短 PR 间期、Wolff-Parkinson White 综合征、左前半支传导阻滞和完全性左束支或右束支传导阻滞。房性、室性期前收缩和心房颤动常见,部分患者合并预激综合征。

2.动态心电图检查

为评估患者发生恶性心律失常和猝死的风险,建议所有肥厚型心肌病患者均行 24～48 小时动态心电图监测。

3.超声心动图检查

超声心动图检查是诊断肥厚型心肌病最重要的方法。有助于评价室间隔和左室后壁的厚度及其在收缩期的运动；舒张末期和收缩末期左室腔沿其短轴的厚度；左室流出道大小（二尖瓣前叶与室间隔之间的间隙）；以及二尖瓣和主动脉瓣运动的功能方面；还可以区分向心性和非对称性肥大。对于静息左心室流出道与主动脉峰值压力阶差＜6.7 kPa(50 mmHg)的有症状患者,推荐在站立、坐和半仰卧位的运动过程中检测左心室流出道梗阻和运动诱导的二尖瓣反流。

（1）表现：①室间隔肥厚及左室流出道狭窄。左室肥厚形态可呈壶腹状,即中间大、两头小或弥漫至心尖部。病变部位室壁运动幅度减低,收缩期增厚率减小。严重者心室腔变小明显,收缩期甚至呈闭塞状。少数患者可表现为弥漫性对称型肥厚。心尖肥厚型患者的心肌肥厚限于心尖部,前侧壁心尖部尤其明显,最厚处可为 14～32 mm。若不按照常规做系列标准切面很容易漏诊,心电图特征性改变者必须对心尖部做仔细检查。梗阻性患者左心室流出道狭窄,一般＜20 mm。②左心室房瓣反流。合并左房室瓣关闭不全者病死率较高,发生严重并发症如晕厥、严重心功能不全的概率较高,预后较差。③收缩期前移现象和肥厚的室间隔相接触。收缩期前移现象的前移开始于收缩期的前 1/3 末,在收缩期中 1/3 呈平台样和室间隔接触,形成流出道狭窄,而在收缩期的后 1/3 退回原位。M 型超声将收缩期前移现象分为 3 度：二尖瓣前叶与室间隔的距离＞10 mm 为轻度；二尖瓣前叶与室间隔的距离≤10 mm 或短暂地与室间隔相接触为中度；二尖瓣前叶与室间隔接触时间占总收缩时间的 30% 以上,且主动脉瓣收缩中期部分关闭或主动脉瓣提前关闭为重度。④左心室舒张功能障碍,包括心室肌顺应性降低,主动脉瓣在收缩期提前关闭,快速充盈时间延长,等容舒张时间延长。

（2）诊断标准：左心室心肌任何节段或多个节段室壁厚度≥15 mm,或者有明确家族史者厚度≥13 mm,并排除高血压、心脏瓣膜病等可引起心脏负荷增加的疾病。

（3）分型标准：①安静时左室流出道压力阶差≥4.0 kPa(30 mmHg)为梗阻性；②安静时压力阶差正常,负荷运动时压力阶差≥4.0 kPa(30 mmHg)为隐匿梗阻性；③安静和负荷运动时压力阶差＜4.0 kPa(30 mmHg)为非梗阻性。另外,约 3% 的患者可表现为左心室中部梗阻,可能无左心室流出道梗阻,也无 SAM 征象,有研究认为此类患者的临床表现及预后与梗阻性相同,甚至更差。

(4)类型选择:食管超声心动图检查适用于经胸超声心动图不能明确是否存在梗阻、二尖瓣反流情况、二尖瓣下结构及主动脉瓣下结构,且不能行磁共振检查患者。也适用于拟行外科切除术患者,以确定需要切除心肌的长度和范围,评价与左心室流出道梗阻无关的二尖瓣反流的强度,确定是否存在乳头肌结构异常。对于拟行室间隔心肌消融术患者,推荐围术期行经食管超声心动图检查,确认左心室流出道梗阻机制,指导制订手术策略,明确间隔支动脉附近的解剖结构,指导消融,评价手术效果和术后并发症,并检测残余左心室流出道梗阻的程度,必要时可行经冠状动脉超声心动图声学造影,以确定消融位置。

4.运动负荷检查

左心室流出道与主动脉之间的压力阶差是动态变化的,受各种改变心肌收缩力和负荷因素(如脱水、饮酒、饱食、运动、体位、用药等)的影响,因此对静息时无左心室流出道梗阻而有症状的患者,可做心电图运动负荷检查,以排除隐匿性梗阻。运动负荷检查前应做好术前准备,检查时及恢复过程中应密切关注患者的症状、血压、心率、压力阶差的变化及有无新发的心律失常等情况,检查室应配备相应的急救人员及设施。运动负荷检查方法有限制 Bruce 方案,如果无法行该方案,可以选择药物激发(即亚硝酸异戊酯、多巴酚丁胺、异丙肾上腺素)试验和 Valsalva 试验。

5.心脏磁共振检查

心脏磁共振检查是目前最敏感、可靠的无创诊断方法,可观察局部心肌肥厚,注射造影剂可观察瘢痕、纤维化,定量观察肥厚程度,可以探查到超声所不能发现的解剖结构异常,特别是右心室和左心室心尖部结构。钆对比剂延迟强化是目前识别心肌纤维化最有效的方法,约 65% 的患者出现钆对比剂延迟强化,多表现为肥厚心肌内局灶性或斑片状强化,以室间隔与右心室游离壁交界处局灶状强化最为典型。钆对比剂延迟强化与死亡、心源性猝死等风险呈正相关。推荐心脏磁共振成像检查指征如下。

(1)可疑肥厚型心肌病,但超声诊断不明确。

(2)可疑心尖部或侧壁肥厚及非缺血性心尖室壁瘤的患者。

(3)需进一步评估左心室结构(乳头肌病变等)及心肌纤维化。

(4)与其他以左心室肥厚为表现的心肌病进行鉴别诊断,如心脏淀粉样变等。

(5)拟行外科心肌切除术,如超声心动图不能清晰显示二尖瓣和乳头肌的解剖结构。

（6）条件允许，所有确诊或疑似肥厚型心肌病的患者均应行心脏磁共振检查。

6.胸部 X 线检查

后前位和侧位检查结果常正常。左心室扩大的证据可能不明显，因为心腔大小没有增加。左心房大小正常或仅轻度增大，晚期失代偿除外。可见肺静脉怒张，但明显肺水肿和肺动脉高压少见。

7.冠状动脉造影或计算机断层扫描血管造影

冠状动脉造影或计算机断层扫描血管造影适用于有明显心绞痛症状，冠状动脉情况将影响下一步治疗策略的患者或拟行心脏手术的患者；对于有心脏停搏的成年幸存者，或合并持续性室性心律失常的患者也建议行冠状动脉评估。

8.左心内导管检查及左室造影

疑诊肥厚型心肌病，存在以下一种或多种情况，可行心内导管检查。

（1）需要与限制型心肌病或缩窄性心包炎鉴别。

（2）怀疑左心室流出道梗阻，但临床表现和影像学检查之间存在差异。

（3）需行心内膜活检鉴别不同病因的心肌病。

（4）拟心脏移植的患者术前评估。左室造影对肥厚型心肌病诊断有帮助，如心尖肥厚型心肌病半数以上可以看到造影右前斜位心脏舒张期"黑桃 A"样改变，左室流出道无梗阻，同时冠状动脉造影显示冠脉正常。

9.基因筛查

患者应及早进行基因筛查，致病基因的外显率（即携带致病基因患者最终发生肥厚型心肌病的比率）为 40%～100%，诊断准确性达 99.9%，敏感性达 50%～70%，是诊断的金标准。基因诊断对于患者及其家属非常重要，应建立肥厚型心肌病及可疑患者、家系患者的基因诊断程序，若已先找到先证者的基因突变，则其他家系成员的筛查就容易了。目前推荐的检测方法是定制的多基因深度靶向测序。有条件者可行全外显子或全基因组筛查。高通量检测方法均有假阳性风险，需要对筛出的候选致病位点进行 Sanger 法测序验证。基因筛查应优先考虑编码肌小节的致病基因，同时考虑筛查相关综合征的致病基因。对于合并特殊并发症（如心律失常）的患者，还应考虑可能独立于肥厚型心肌病单独导致并发症的遗传学病因（如心脏离子通道病）。检测到明确致病突变的家庭，如果先证者筛查出明确的致病突变，其直系亲属无论是否具有临床表现，均推荐 Sanger 法测序检测此致病突变。

(二)扩张型心肌病

1.X 线检查

心脏扩大为突出表现,以左心室扩大为主,可伴右心室扩大,也可有左心房及右心房扩大,肺血管影增粗。

2.心电图检查

可有各种心律失常,以室性期前收缩最多见,心房纤维颤动次之。不同程度的房室传导阻滞、右束支传导阻滞常见。广泛 ST-T 改变、左心室肥厚、左心房肥大,由于心肌纤维化,可出现病理性 Q 波,各导联低电压。

3.超声心动图检查

左心室明显扩大,左心室流出道扩张,室间隔及左心室后壁搏动幅度减弱,左心室射血分数和短轴缩短率明显下降。

4.磁共振成像检查

磁共振成像表现为左心室或双侧心室腔扩张,左心室多呈球形。室壁厚度均一,多在正常范围,进展性扩张型心肌病心肌可变薄。重症病例左心房或左心室内可见附壁血栓。磁共振成像电影显示左心室或双侧心室弥漫性室壁运动功能降低,EF 多在 50% 以下。左心室容积增大可引起二尖瓣环扩张,从而发生二尖瓣关闭不全,磁共振成像电影上表现为血流无信号区。

5.放射性核素检查

放射性核素心肌灌注显影表现为心腔扩大,心肌显影呈弥散性稀疏,心室壁搏动幅度减弱,射血分数降低。

6.心内膜心肌活检

由于扩张型心肌病的心肌组织病理缺乏特异性,心内膜心肌活检对扩张型心肌病的诊断价值有限。目前认为心肌细胞直径(肥大)、细胞核形态参数、胞浆疏松化、收缩带、心肌间质纤维化、心肌细胞排列、心内膜厚度及平滑肌细胞增生密度等指标对扩张型心肌病具有重要的病理诊断价值。

(三)限制型心肌病

1.心电图检查

P 波常高尖,QRS 波可呈低电压,ST 段和 T 波改变常见,可出现期前收缩和束支传导阻滞等心律失常,约 50% 的患者可发生心房颤动。

2.X 线检查

心脏扩大,右心房或左心房扩大明显,伴有心包积液时心影明显增大,可见心内膜钙化。易侵及右心室,左心室受累时常可见肺淤血。

3.超声心动图检查

超声心动图检查是诊断限制型心肌病最重要的检查手段。二维超声心动图上其特点是心房增大,而心室大小正常或者减小;淀粉样变性患者超声心动图表现为室壁明显增厚,回声增强。部分患者可以表现为巨大心房,而患者可能并没有心房颤动等其他可能导致心房增大的原因。血流多普勒和组织多普勒技术可以更为精细的评估限制性舒张功能障碍。限制型心肌病典型的多普勒征象如下。

(1)二尖瓣和三尖瓣血流:E 峰升高(二尖瓣血流>1 m/s,三尖瓣血流>0.7 m/s);A 峰降低(二尖瓣血流<0.5 m/s,三尖瓣血流<0.3 m/s);E/A≥2.0;E 波减速时间<160 毫秒;等容舒张时间<70 毫秒。

(2)肺静脉和肝静脉血流:收缩期速度低于舒张期速度,吸气时肝静脉舒张期逆向血流增加,肺静脉逆向血流速度和持续时间增加。

(3)二尖瓣环间隔部组织多普勒显像:收缩期速度下降,舒张早期速度下降。

4.心导管检查

心室的舒张末期压逐渐上升,造成下陷后平台波型,在左心室为主者肺动脉压可增高,在右心室为主者右心房压高,右心房压力曲线中显著的 V 波取代 a 波。限制型心肌病患者左、右心室舒张压差值常>0.7 kPa(5 mmHg),右心室舒张末压<1/3 右心室收缩压,右心室收缩压常>6.7 kPa(50 mmHg)。左心室造影可见心内膜肥厚及心室腔缩小,心尖部钝角化,并有附壁血栓及二尖瓣关闭不全。左心室外形光滑但僵硬,心室收缩功能基本正常。

5.心内膜心肌活检

心内膜心肌活检在限制型心肌病的诊断中有重要作用,可显示浸润性或心内膜心肌疾病。根据心内膜心肌病变的不同阶段,可有坏死、血栓形成、纤维化三种病理改变。心内膜可附有血栓,血栓内偶有嗜酸性粒细胞;心内膜可呈炎症、坏死、肉芽肿、纤维化等多种改变;心肌细胞可发生变性坏死,并可伴间质性纤维化改变。

6.计算机断层扫描和磁共振成像检查

计算机断层扫描和磁共振成像检查是鉴别限制型心肌病和缩窄性心包炎最准确的无创伤性检查手段。正常心包厚度通常<3 mm,>6 mm 表明心包增厚,结合临床评估可得到缩窄性心包炎的诊断。限制型心肌病者心包不增厚,但是需注意约 18% 的缩窄性心包炎患者的心包厚度正常,此时心脏磁共振成像检查可以通过观察室间隔是否存在随呼吸的运动异常来协助诊断。此外,心脏磁共振成像检查结合钆显像显示的早期强化有助于诊断心肌淀粉样变性;心脏磁共振成像检查 I 可以显示铁在心肌的浸润,有助于诊断血色病引起的限制型心肌病,还可显示心肌纤维化。

7. 放射性核素心室造影

右心型限制型心肌病造影的特点如下。

(1)右心房明显扩大伴核素滞留。

(2)右心室向左移位,其心尖部显示不清,左心室位于右心室的左后方,右心室流出道增宽,右心室位相延迟,右心功能降低。

(3)肺部显像较差,肺部核素通过时间延迟。

(4)左心室位相及功能一般在正常范围。

8. 血常规检查

血中嗜酸性粒细胞增多。

三、诊断要点

(一)肥厚型心肌病

(1)临床症状:变异性大,有些患者可长期无症状,而有些患者首发症状就是猝死。左心室流出道梗阻时存在典型的临床症状包括劳力性呼吸困难、胸痛、心悸、晕厥或先兆晕厥等。

(2)典型体征:与左心室流出道梗阻有关,为第一心音后出现明显的递增递减型杂音,在心尖和胸骨左缘之间最清晰;无或梗阻轻的患者可无明显的阳性体征。

(3)超声心动图检查:是诊断肥厚型心肌病最常用手段。左心室心肌任何节段或多个节段室壁厚度≥15 mm,并排除引起心脏负荷增加的其他疾病,如高血压、瓣膜病等。

(4)心脏磁共振成像检查:心脏磁共振成像检查较超声心动图提供的信息多,对于可疑肥厚型心肌病而超声心电图检查不能明确诊断或需与其他以左心室肥厚为表现的心肌病进行鉴别者尤为必要。

(二)扩张型心肌病

具有心室扩大和心肌收缩功能降低的客观证据。

(1)左心室舒张末内径>5.0 cm(女性)和左心室舒张末内径>5.5 cm(男性)。

(2)左心室射血分数<45%(Simpsons 法),左心室缩短率<25%。

（3）发病时除外高血压、心脏瓣膜病、先天性心脏病或缺血性心脏病。

（三）限制型心肌病

（1）病变：以左心室为主者有左心力衰竭和肺动脉高压的表现如气急、咳嗽、咯血、肺底啰音，肺动脉瓣区第二音亢进等；病变以右心室为主者有左心室回血受阻的表现如颈静脉怒张、肝大、下肢水肿、腹水等。

（2）心电图左心房或左心室肥大，心肌损害，异常 Q 波及束支传导阻滞等变化。

（3）左心室造影心室腔缩小，心内膜可有线状钙化现象。

（4）超声心动图心室壁增厚，心腔内径缩小，心内膜回声增强，心房扩大。

（5）心内膜心肌活检有助于确定限制型心肌病属原发性或继发性。

（6）需排除缩窄性心包炎。

第四节　鉴　别　诊　断

一、冠状动脉粥样硬化性心脏病

冠状动脉粥样硬化性心脏病所致的左心室扩大和收缩功能减低多有心肌梗死和（或）心绞痛病史及各种冠状动脉粥样硬化性心脏病的易患因素，此时冠状动脉粥样硬化性心脏病诊断较容易。在一些患者，可无明确的心肌梗死和心绞痛病史，但有严重的冠脉病变，主要见于那些有冠状动脉粥样硬化性心脏病易患因素的患者，如年龄在 40 岁以上的男性和绝经后的女性，有吸烟史，合并糖尿病、高脂血症等。此时应行冠状动脉计算机断层扫描或造影检查，以明确是否合并冠状动脉粥样硬化性心脏病。对于窦性心律者可行冠状动脉计算机断层扫描检查，若为心房颤动心律，则行冠状动脉造影检查。

二、高血压

高血压导致的心肌肥厚，患者多有长期的高血压病史，心肌肥厚通常呈对称性，超声显示肥厚心肌为均匀的低回声，一般室壁厚度≤15 mm，室间隔与左心室游离壁的厚度比多＜1.3。经严格血压控制 6 个月后，左心室壁肥厚程度一般可减轻或者消退。

三、主动脉瓣狭窄和先天性主动脉瓣下隔膜

主动脉瓣狭窄中 20%～30% 合并不对称性心肌肥厚,心肌肥厚的程度通常相对较轻(室壁厚度≤15 mm),主动脉瓣狭窄程度常为中度以上,而肥厚型心肌病患者一般无明显的主动脉瓣病变。超声心动图可明确病变。先天性主动脉瓣下隔膜也常合并心肌肥厚,但心肌肥厚主要表现为对称性,超声心动图和心脏磁共振成像检查见瓣下隔膜可确诊。

四、缩窄性心包炎

限制型心肌病的临床表现及血流动力学改变与本病很相似,两者鉴别可能十分困难,必要时需通过心内膜心肌活检来诊断。以下要点有助于缩窄性心包炎的诊断:①有活动性心包炎的病史;②奇脉;③心电图无房室传导障碍;④计算机断层扫描或磁共振成像检查显示心包增厚;⑤胸部 X 线有心包钙化;⑥超声心动图示房室间隔切迹,并可见心室运动协调性降低;⑦心室压力曲线的特点为左右心室充盈压几乎相等,差值＜0.7 kPa(5 mmHg);⑧心内膜心肌活检无淀粉样变或其他心肌浸润性疾病表现。

第五节　治　　疗

一、方剂疗法

(一)心气虚弱证

1.症状

症见胸闷憋气,心悸气急,周身乏力,面色苍白,神萎不宁。舌质淡胖、暗红、苍白,脉结代。

2.治法

益气养心,活血化瘀。

3.方剂

十全大补汤加减。

4.药物

人参(或党参)、甘草、白术、茯苓、熟地黄、当归、川芎、白芍、百合、炒枣仁、黄

芪、丹参、郁金、石菖蒲。

(二)阴衰水泛证

1.症状

症见胸闷憋气,心下痞满,头晕眼花,呼吸短促,胸腹胀满,肢冷,面色灰暗,青紫,尿少色黄。舌质红紫,苔白腻或黄,脉细数结代。

2.治法

温阳益气,强心利尿。

3.方剂

养心汤合五苓散加减。

4.药物

人参(或党参)、炙黄芪、益母草、猪苓、茯苓、泽泻、炒枣仁、麦冬、五味子、熟附片、当归、川芎、白术。

(三)阴血不足证

1.症状

症见胸闷憋气,周身乏力,心悸怔忡,心前区痛,五心烦热。舌质红,脉细或结代。

2.治法

滋阴养血,养心安神。

3.方剂

补心丸加减。

4.药物

人参(或党参)、远志、丹参、生地黄、玄参、朱茯苓、当归、天冬、麦冬、柏子仁、酸枣仁、桔梗、五味子。

二、脐灸治疗

(一)证型

阴衰水泛。

(二)治法

温阳利水。

(三)脐灸方

温阳利水。

(四)组成

附子、桂枝、茯苓、泽泻、黄芪等。

(五)用法

神阙穴穴位贴敷结合脐灸,每次连施6柱,1周3次。

(六)注意事项

在排除脐灸疗法使用禁忌后使用(见第二章第三节)。

三、膏方治疗

(一)心气虚弱证

1.症状

胸闷时痛、气短乏力、心悸不宁,活动后加重,可伴胆怯、畏惧巨大声响、怕冷、自汗出,面色苍白,入睡困难,睡时多梦。舌质淡红,边有齿痕,苔白润,脉细结代。

2.治法

益气养心,活血通络。

3.膏方

补气养心膏。

4.组成

党参200 g,黄芪300 g,白术250 g,麦冬250 g,白芍200 g,川芎200 g,生地黄150 g,熟地黄200 g,桂枝200 g,茯苓150 g,瓜蒌150 g,当归200 g,酸枣仁150 g,炙甘草100 g,茯神150 g,柏子仁100 g,远志100 g,五味子100 g,夏曲100 g。

5.制法

共以水煎透,去渣再熬浓汁,加阿胶100 g、鹿角胶100 g、炼蜜100 g、黄酒500 mL,收膏,冷藏备用。

6.服法

早饭后半小时服用15 g,晚饭后半小时服用10 g,以温开水送服。

(二)气阴两虚证

1.症状

心悸少寐,胸闷隐痛,活动后加剧,气促,动则喘息不宁,或伴见自汗、盗汗、神疲倦怠、头晕、口干、便秘。舌质红,脉细弱或细数。

2.治法

益气固心,养阴复脉。

3.膏方

益气养阴救心膏。

4.组成

人参 250 g,麦冬 300 g,生地黄 250 g,五味子 250 g,白术 200 g,黄芪 300 g,丹参 250 g,茯苓 250 g,益母草 150 g,黄精 250 g,远志 200 g,葶苈子 150 g,白芍 200 g,川芎 150 g,茯神 250 g,炙甘草 300 g,杜仲 150 g,陈皮 200 g,当归 200 g。

5.制法

共以水煎透,去渣再熬浓汁,加阿胶 150 g、鳖甲胶 100 g、炼蜜 100 g、黄酒 500 mL,收膏,冷藏备用。

6.服法

早、晚饭后半小时服用 10 g,以温开水送服。

(三)心肾阳虚证

1.症状

头晕乏力,畏寒肢冷,得温热则舒,遇冷则胸闷胸痛即发,伴腰膝酸软、小便清长、尿频或小便不利,或见下肢凹陷性浮肿。舌质淡,苔白腻,脉细沉。

2.治法

温阳利水,补养心肾。

3.膏方

补阳益心膏。

4.组成

人参 200 g,黄芪 300 g,当归 200 g,白术 250 g,茯苓 250 g,猪苓 150 g,益母草 300 g,麦冬 200 g,五味子 200 g,葶苈子 150 g,川芎 200 g,桂枝 250 g,延胡索 150 g,山药 300 g,杜仲 150 g,远志 300 g,仙茅 200 g,淫羊藿 200 g,车前子 200 g,通草 100 g,白芍 100 g,制附子 100 g,神曲 100 g。

5.制法

共以水煎透,去渣再熬浓汁,加阿胶 250 g、鹿角胶 250 g、炼蜜 200 g、黄酒 500 mL,收膏,冷藏备用。

6.服法

早、晚饭后半小时服用 15 g,以温开水送服。

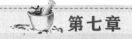

第七章

心 力 衰 竭

第一节 概 述

一、定义

心力衰竭是指由于心脏的收缩功能和(或)舒张功能发生障碍。不能将静脉回心血量充分排出心脏,导致静脉系统血液淤积,动脉系统血液灌注不足,从而引起心脏循环障碍综合征,此种障碍综合征集中表现为肺淤血、腔静脉淤血。心力衰竭并不是一个独立的疾病,而是心脏疾病发展的终末阶段。

二、分类

(一)发展速度分类

按其发展速度可分为急性和慢性两种,以慢性居多。

1.急性心力衰竭

急性心力衰竭常因急性的严重心肌损害或突然心脏负荷加重,使心排血量在短时间内急剧下降,甚至丧失排血功能。临床以急性左侧心力衰竭为常见,表现为急性肺水肿、心源性休克。

2.慢性心力衰竭

慢性心力衰竭病程中常有代偿性心脏扩大、心肌肥厚和其他代偿机制参与的缓慢的发展过程。

(二)发生部位分类

按其发生的部位可分为左心、右心和全心力衰竭。

1.左心力衰竭

左心力衰竭临床上较常见,是指左心室代偿功能不全而发生的,以肺循环淤血为特征的心力衰竭。

2.右心力衰竭

右心力衰竭是以体循环淤血为主要特征的心力衰竭,临床上多见于肺源性心脏病、先天性心脏病、高血压、冠状动脉粥样硬化性心脏病等。

3.全心力衰竭

全心力衰竭常是左心力衰竭使肺动脉压力增高,加重右心负荷,长此以往,右心功能下降、衰竭,即表现出全心功能衰竭症状。

(三)功能障碍分类

按有无舒缩功能障碍又可分为收缩性和舒张性心力衰竭。

1.收缩性心力衰竭

收缩性心力衰竭是指心肌收缩力下降,心排血量不能满足机体代谢的需要,器官、组织血液灌注不足,同时出现肺循环和(或)体循环淤血表现。

2.舒张性心力衰竭

舒张性心力衰竭见于心肌收缩力没有明显降低,可使心排血量正常维持,心室舒张功能障碍以致左心室充盈压增高,使肺静脉回流受阻,而导致肺循环淤血。

三、心力衰竭分期

心力衰竭的分期可以从临床上判断心力衰竭的不同时期,从预防着手,在疾病源头上给予干预,减少和延缓心力衰竭的发生,减少心力衰竭的发展和死亡。心力衰竭分期分为4期。

(一)A 期

心力衰竭高危期,无器质性心脏或心力衰竭症状,如患者有高血压、代谢综合征、心绞痛、服用心肌毒性药物等,均可发展为心力衰竭的高危因素。

(二)B 期

有器质性心脏病如心脏扩大,心肌肥厚、射血分数降低,但无心力衰竭症状。

(三)C 期

有器质性心脏,病程中有过心力衰竭的症状。

(四)D 期

需要特殊干预治疗的难治性心力衰竭。

心力衰竭的分期在病程中是不能逆转的,只能停留在某一期或向前发展。只有在 A 期对高危因素进行有效治疗,才能减少发生心力衰竭;在 B 期进行有效干预,可以延缓发展到有临床症状的心力衰竭。

四、心功能分级

(一)主观症状和活动能力

纽约心脏协会根据患者主观症状和活动能力,将心功能分为4级。

1.Ⅰ级

患者表现为体力活动不受限制,一般活动不出现疲乏、心悸、心绞痛或呼吸困难等症状。

2.Ⅱ级

患者表现为体力活动轻度受限制,休息时无自觉症状,但日常活动可引起气急、心悸、心绞痛或呼吸困难等症状。

3.Ⅲ级

患者表现为体力活动明显受限制,稍事活动可有气急、心悸等症状,有脏器轻度淤血体征。

4.Ⅳ级

患者表现为体力活动重度受限制,休息状态也有气急、心悸等症状,体力活动后加重,有脏器重度瘀血体征。

此分级方法多年来在临床应用,优点是简便易行,缺点是仅凭患者主观感觉,常有患者症状与客观检查有差距,患者个体之间差异比较大。

(二)客观评价指标

根据客观评价指标,心功能分为 A、B、C、D 级。

1.A 级

无心血管疾病的客观依据。

2.B 级

有轻度心血管疾病的客观依据。

3.C 级

有中度心血管疾病的客观依据。

4.D 级

有重度心血管疾病的客观依据。

此分级方法对于轻、中、重度的标准没有具体的规定,需要临床医师主观判断。但结合第一个根据患者主观症状和活动能力进行分级的方案,是能弥补第一分级方案的主观症状与客观指标分离情况的。如患者心脏超声检查提示轻度主动脉瓣狭窄,但没有体力活动受限制的情况,联合分级定为Ⅰ级 B。又如患者体力活动时有心悸、气急症状,但休息症状缓解,心脏超声检查提示左心室射血分数为<35%,联合分级定为Ⅰ级C。

(三)6分钟步行试验

要求患者6分钟内在平直走廊尽可能地快走,测定其所步行的距离,若6分钟步行距离<150 m为重度心功能不全,150~425 m为中度,426~550 m为轻度心功能不全。

此试验简单易行、安全、方便,用于评定慢性心力衰竭患者的运动耐力、评价心脏储备能力,也常用于评价心力衰竭治疗的效果。

三、心力衰竭相关疾病

心力衰竭是心脏相关疾病发展的终末阶段,与许多疾病息息相关见表7-1。

表7-1 心力衰竭相关疾病

分类			具体疾病
心肌病变	缺血性心脏病		心肌梗死(心肌瘢痕、心肌顿抑或冬眠),冠状动脉病变,冠状动脉微循环异常,内皮功能障碍
	心脏毒性损伤	心脏毒性药物	抗肿瘤药(如蒽环类、曲妥珠单抗),抗抑郁药,抗心律失常药,非甾体抗炎药,麻醉药
		药物滥用	酒精、可卡因、安非他命、合成代谢类固醇等
		重金属中毒	铜、铁、铅、钴等
		放射性心肌损伤	
	免疫及炎症介导的心肌损害	感染性疾病	细菌,病毒,真菌,寄生虫(Chagas病),螺旋体,立克次体
		自身免疫性疾病	巨细胞性心肌炎,自身免疫病(如系统性红斑狼疮),嗜酸性粒细胞性心肌炎(Churg-Strauss综合征)
	心肌浸润性病变	非恶性肿瘤相关	系统性浸润性疾病(心肌淀粉样变,结节病),贮积性疾病(血色病,糖原贮积病)
		恶性肿瘤相关	肿瘤转移或浸润
	内分泌代谢性疾病	激素相关	糖尿病,甲状腺疾病,甲状旁腺疾病,肢端肥大症,生长激素缺乏,皮质醇增多症,醛固酮增多症,肾上腺皮质功能减退症,代谢综合征,嗜铬细胞瘤,妊娠及围生期相关疾病

分类		具体疾病
	营养相关	肥胖,缺乏维生素 B_1、L-肉毒碱、硒、铁、磷、钙,营养不良
	遗传学异常	遗传因素相关的肥厚型心肌病、扩张型心肌病及限制型心肌病,致心律失常性右心室心肌病,左心室致密化不全,核纤层蛋白病,肌营养不良症
	应激	应激性心肌病
心脏负荷异常	高血压	原发性高血压,继发性高血压
	瓣膜和心脏结构的异常	二尖瓣、三尖瓣、主动脉瓣、肺动脉瓣狭窄或关闭不全,先天性心脏病(先天性心内或心外分流)
	心包及心内膜疾病	缩窄性心包炎,心包积液,嗜酸性粒细胞增多症,心内膜纤维化
	高心输出量状态	动静脉瘘,慢性贫血,甲状腺功能亢进症
	容量负荷过度	肾功能衰竭,输液过多过快
	肺部疾病	肺源性心脏病,肺血管疾病
心律失常	心动过速	房性心动过速,房室结折返性心动过速,房室折返性心动过速,心房颤动,室性心律失常
	心动过缓	窦房结功能异常,传导系统异常

第二节 病 因 病 机

一、中医病因病机

风寒湿等外感邪气侵袭人体,既可抑遏阳气,又可阻滞血行,长此以往,继而引发慢性心力衰竭。饮食不节,损伤脾胃,运化失司,聚生痰湿,阻遏心阳,也导致慢性心力衰竭。忧虑伤脾,脾失健运,痰浊内生;郁怒伤肝,肝郁气滞,郁而化火,炼津生痰;血行不畅,气机受阻,胸阳失展,无以养心,均可发为心力衰竭。过劳耗气,心气不足,血不得运,停为瘀血,而致病发。劳倦伤脾,积劳伤阳,提示劳倦内伤也是导致心力衰竭发生的原因之一。其病因病机可总结为心力衰竭的产生,多因心病久延,心之气血阴阳亏虚,致脏腑功能失调。在此基础上,每因感受外邪、情志失调、劳倦过度、妊娠、分娩等而诱发。

(一)心病久延

由于先天禀赋不足;外邪侵袭,内舍于心;情志失调、饮食不节等因素,直接犯心。或间接由他脏得病而犯心,使心之气血亏虚、阴阳失调而致心病。如心痹、胸痹心痛,或眩晕、咳喘等证日久,使心气血阴阳受损。心为君主之官,心病则五脏六腑皆摇,致五脏衰败,出现心力衰竭之症。心主血脉,主神志,心病则血脉不通,心悸怔忡;心病及肺,因肺脉瘀阻,气道窒塞,或因肺气虚弱,则现咳逆气喘,咳痰咯血;心病及脾,脾阳不振,水湿泛渍,则肢体浮肿,纳呆腹胀,乏力倦怠;心病及肝,肝失疏泄,气滞血瘀,可见胁下积,唇青甲紫,青筋显露;心病及肾,肾阳势微,水饮内停,外溢肌肤为肿,上凌心肺则致心悸、喘咳、不得卧。

(二)外感时邪

外感风、寒、湿、热之邪,肺卫被束,窒遏不宣,肃降失职,相辅无力,使心主血脉之功能受损,血脉瘀滞,或因脉痹不已,复感于邪,内舍于心,进一步损伤心气,心脉瘀阻,诱发本病。

(三)情志失调

七情过激,使肝气郁结,气滞则血瘀;木不疏土,脾运不力则痰浊内生;气郁化火,火可灼津而成痰,痰阻脉涩,亦诱发本病。

(四)劳倦、妊娠、分娩

心力衰竭病位在心,累及肺、脾、肾。初病多见心肺气虚,动则气促心悸;渐及脾肾,由气及阳,阳虚则鼓动无力,血脉停滞;脾虚不运,肾不化水,水饮内停,泛于肌肤而为肿,上凌心肺为喘为悸;若因心肾衰竭,阴尽阳脱,则为末期之危候。部分患者可有气虚兼阴虚,但心力衰竭总以气(阳)虚为基本病理变化。血不流则成瘀,水不化则成饮,血瘀多由气虚而成,水饮则由阳虚所致。血水相关,瘀饮互化,相兼为病,因虚致实,成为心力衰竭的主要标实证。由于正虚邪实互为影响,导致心力衰竭的加重。

二、西医病因与发病机制

(一)病因

几乎所有的心血管疾病最终都会导致心力衰竭的发生,心肌梗死、心肌病、

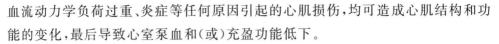

血流动力学负荷过重、炎症等任何原因引起的心肌损伤,均可造成心肌结构和功能的变化,最后导致心室泵血和(或)充盈功能低下。

1.原发性心肌舒缩功能障碍

原发性心肌舒缩功能障碍是心力衰竭常见的病因。如心肌病变(心肌病、心肌梗死)可使心肌舒缩功能受损而致心力衰竭;心肌代谢障碍如冠状动脉粥样硬化性心脏病、慢性肺心病、休克、严重贫血等,可使心肌缺血、缺氧引起心肌能量代谢障碍或伴发酸中毒致产能减少而成。

2.心肌负荷过度

(1)压力负荷(后负荷)过度:心脏压力负荷过度是引起心力衰竭的常见病因。造成左心室后负荷过度的原因,如高血压、主动脉瓣狭窄等;造成右心室压力负荷过度的原因,如肺动脉高压、肺动脉瓣狭窄、肺阻塞性病患及肺栓塞等。

(2)容量负荷(前负荷)过度:又称前负荷过度,是指心脏舒张期所承受的容量过大。左心室容量过大,常见主动脉瓣或二尖瓣关闭不全,以及心内外由右至左或由左向右分流的先天性心脏病;右心室容量负荷过度常见于肺动脉瓣或三尖瓣关闭不全、房间隔缺损等。严重贫血、甲状腺功能亢进、脚气性心脏病及动静脉瘘时,常引起双心室的容量负荷过度。

(3)心脏舒张受限:心脏舒张受限常见于心室舒张期顺应性减低,如冠状动脉粥样硬化性心脏病、高血压、心肌肥厚、肥厚型心肌病;限制型心肌病和心包疾病(缩窄或填塞)。二尖瓣和三尖瓣狭窄可使心室充盈受限而导致心房衰竭。

3.诱发因素

在基础性心脏病的基础上,一些因素可诱发心力衰竭的发生。常见的心力衰竭诱因如下。

(1)感染:如呼吸道感染、风湿病活动期等。

(2)严重心律失常:心律失常、心房颤动最常见;其他各种类型的快速性心律失常及严重的缓慢性心律失常均可诱发心力衰竭。

(3)心脏负荷加大:妊娠、分娩、过多过快的输液、过多摄入钠盐等导致心脏负荷增加等。

(4)治疗不当:不恰当停用利尿药物或降血压药等。

(5)不当活动及情绪:过度的体力活动和情绪激动。

(6)其他疾病:电解质紊乱和酸碱平衡失调、肺栓塞、贫血、甲状腺功能亢进症、乳头肌功能不全等。

(二)发病机制

心力衰竭的发病机理十分复杂,但基本机理不外乎心肌收缩和(或)舒张功能障碍。

1.收缩功能障碍

(1)心肌细胞和收缩蛋白的丧失:当心肌出现病变使心肌局部或弥漫性发生坏死、纤维化,心肌的收缩功能发生障碍,导致心力衰竭甚至心源性休克。一般而言,心肌丧失量超过左心室的 8% 时,左心室的顺应性下降;>10% 时,射血分数下降;>20% 时,心力衰竭可出现;>40% 时,则发生心源性休克。当心肌梗死区伸展可使梗死区室壁变薄,导致心脏破裂或室壁瘤形成,亦严重影响心功能。若心肌的丧失量不超过心脏代偿的极限范围时,非梗死区心肌可进行代偿,保证心排出量正常,但心的储备能力则大大下降甚至丧失,当心脏受到超负荷的刺激时,也容易发生心力衰竭。

(2)心肌的能量代谢障碍:心肌的收缩过程中,必须有充分的能量供应和利用。当原发性心肌病变、心肌缺血或梗死及心脏负荷过度等病变时,可发生心肌能量代谢障碍。心肌能量代谢的每个阶段,尤其产能和用能阶段发生障碍时,都可引起心肌收缩减弱。

(3)心脏 β 肾上腺素能受体、α 肾上腺素能受体及其信息传递调控障碍:本调控系统可在以下主要环节上发生障碍,①心肌内源性去甲肾上腺素不足心力衰竭时,心肌中去甲肾上腺素含量明显降低,主要由去甲肾上腺素合成障碍、贮存释放障碍及心肌肥大时,单位心肌中所含交感神经末梢密度减少,使去甲肾上腺素浓度降低等多方面原因所造成。去甲肾上腺素的浓度不足,则不能发挥正性肌力的刺激效应。②膜 β 受体密度下调,现已证明人心肌中同时存在着 β_1、β_2 和 α_1 受体。β_1 受体占受体的 70%～80%,β_2 和 α_1 受体共占总受体的 20%～30%。心力衰竭时,β 受体(主要为 β_1)出现下调,其数目减少,从原来的 70%～80% 降到 50% 以下,而 β_2 和 α_1 受体则由原来的 20%～30% 增至 50% 以上。β_2 受体活性相对增加,但敏感性降低,与正常心脏相比,仅能产生 65%～70% 的反应,可能与效应酶不相耦联有关。α_1 受体亦有正性肌力作用,但其是低密度、低亲和力的受体。③跨膜信号传递者 G 蛋白的变化,G 蛋白将受体与效应酶耦联起来。G 蛋白可刺激或抑制腺苷酸环化酶的合成,前者称 Gs,后者称 Gi。充血性心力衰竭时,Gs 降低,Gi 增加,Gs/Gi 之比降低,使受体与腺苷酸环化酶脱耦联。心力衰竭时无论发生激素水平的不足和 β_1 受体数目的减少,或者发生受体与腺苷酸环化酶的脱耦联的病理机制,都可导致心肌收缩减弱,导致或加重心力衰竭。

(4)心肌兴奋-收缩耦联障碍:心力衰竭时可通过以下几个过程影响兴奋-收缩耦联。①肌浆网对 Ca^{2+} 的摄取、释放障碍:心肌兴奋去极化时,胞浆中 Ca^{2+} 的浓度升高主要来自肌浆网,心力衰竭时心肌肌浆网对 Ca^{2+} 的摄取、储存障碍,故当心肌兴奋时细胞质释放的 Ca^{2+} 减少,结果因胞浆中 Ca^{2+} 浓度不能迅速达到激发心肌收缩的阈值($10\sim5$ mol/L)。而导致兴奋-收缩耦联障碍。② Ca^{2+} 的内流受阻:心力衰竭时各种原因妨碍 Ca^{2+} 的内流,使胞浆 Ca^{2+} 浓度下降而影响心肌兴奋-耦联过程。③肌钙蛋白结合 Ca^{2+} 障碍:心力衰竭时即使胞浆 Ca^{2+} 的浓度达到激发心肌"收缩阈"时,由于不能与钙蛋白充分结合,心肌仍难完成兴奋-收缩耦联过程。

2.心室舒张顺应性异常

(1)心室舒张功能障碍引起心室舒张功能障碍的常见原因和机理如下。①β、α肾上腺素能受体及其传递调控障碍:本调控系统不但可通过促进肌浆网对钙的释放和钙内流,以增强心肌的收缩性,还能促进肌浆网对钙的摄取和复位而加速心肌的弛缓,故当本调控系统障碍时,不但可使心肌收缩减弱,还可导致心肌舒张障碍。②复极-舒张耦联障碍:当心肌收缩后复极化时,肌浆中的 Ca^{2+} 迅速被肌浆网摄取或移至细胞外,肌浆中的 Ca^{2+} 浓度迅速下降至舒张阈($10\sim7$ mol/L)时, Ca^{2+} 与钙蛋白解离,然后肌球蛋白与肌动蛋白分开,肌动蛋白复位,心肌舒张。心力衰竭时出现 Ca^{2+} 复位延缓或不全,肌球-肌动蛋白复合体解离障碍,使本耦联过程发生障碍。

(2)心室顺应性异常:影响心室顺应性的因素较多,其中最主要是心肌肥大、室壁增厚和室壁心肌组成成分的改变。例如心肌炎性细胞浸润、水肿、淀粉样变、胶原含量增多及纤维化等,都可引起心室顺应性的降低(即僵硬度升高)。

3.舒缩活动的失调

引起心脏各部舒缩活动失调的主要原因有病理性心肌肥大、心肌收缩成分的丧失,以及心肌细胞间的连接结构异常等改变。引起收缩的不协调性的形式大致有收缩减弱、无收缩、收缩性膨出(矛盾运动)及心脏各部分收缩的不同时性等。最新研究还提示心脏舒张也可出现类似收缩那样的不协调性,从而影响心脏的舒张充盈量和充盈速度。

4.心脏的代偿功能

心力衰竭时,心搏量和心排血量不足以维持机体组织所需要的能量,这时就要动用心脏储备以弥补心搏量的减少。心脏的代偿功能按其奏效的快慢可分为急性(如心率加快、收缩加强等)、亚急性(心脏扩张、血容量增加等)和慢性(如心肌肥大)3 种。

主要代偿机制有 5 种。

(1)增加前负荷以提高心搏量:按照 Frank-Starling 定律,心室肌纤维伸展越长,心肌收缩时的缩短也增量,心搏量亦增加。根据电镜研究,心肌肌节的最佳长度为 2.2 μm,在这个长度内,心腔内体积和压力的增加都不致使粗细肌纤维细丝的脱节。这种代偿也可称为心脏舒张期的储备。

(2)肾上腺素能心脏神经和肾上腺髓质:增加儿茶酚胺的释放以增强心肌收缩力,增快心率,也能使静脉收缩以增加心排血量。这种代偿主要是利用心脏的收缩期储备。

(3)激活肾素-血管紧张素系统:增加水钠潴留,以增加血容量和前负荷。肾素-血管紧张素系统主要包括血管紧张素原、肾素与血管紧张素转换酶 3 部分。血管紧张素原通过肾素的作用成为血管紧张素 Ⅰ,再通过血管紧张素 Ⅰ 转换酶的作用生成血管紧张素 Ⅱ,后者通过氨基肽酶的作用变成血管紧张素 Ⅲ。血管紧张素 Ⅱ 和 Ⅲ 都有缩血管、升压和促进醛固酮分泌的作用,从而产生水钠潴留和扩容的生理效应。心力衰竭时由于肾灌流量和灌注压降低、交感神经兴奋和血中儿茶酚胺增多等原因,引起肾小球旁器细胞分泌和释放肾素增多,肾素-血管紧张素系统激活,致使血管收缩、水钠潴留和血容量增大,这对维持血压和重要器官的血液供应起着重要代偿作用。最新研究证明,心血管局部的肾素-血管紧张素系统也可通过不同的机制和途径参与心力衰竭的发生和发展。例如心脏的肾素-血管紧张素系统可引起冠状血管收缩,诱发缺血性损伤,促进心内交感神经末梢儿茶酚胺的释放,增加心肌收缩力,并且还能促进心肌的肥厚。而血管的肾素-血管紧张素系统,可通过交感神经末梢释放去甲肾上腺素,引起血管平滑肌的收缩,并能促使血管平滑肌细胞的生长和增殖。

(4)出现心肌肥厚以减少室壁张力和改善心肌收缩力:压力负荷增加的结果使心室壁张力升高,并刺激心肌蛋白和肌节的平行复制,形成向心性心肌肥厚。按照 Laplace 定律,室壁张力和室壁厚度呈反比。心肌肥厚的出现在起初足以使室壁的张力恢复正常,心脏虽有心肌肥厚而不扩大。但若压力负荷持续升高若干年后,肥厚的心肌也不能维持室壁张力时,心功能就进一步恶化。

(5)增加周围组织对氧的提取能力:以提高单位心排血量的供氧能力,其结果是动静脉内氧含量差加大。

上述这些代偿机制均有一定的限度,超过这些限度致心脏代偿无效时,就会出现心力衰竭症状。

第三节 诊 断

一、慢性心力衰竭诊断

慢性心力衰竭又称充血性心力衰竭或慢性心功能不全。根据慢性心力衰竭首先发生在哪一侧心腔,可分为左心力衰竭、右心力衰竭和全心力衰竭 3 类。

(一)左心力衰竭

1.症状

左心力衰竭的症状,主要表现为肺循环瘀血及重要脏器供血不足。

(1)疲劳、乏力:平时四肢无力,一般体力活动即感疲劳乏力,是左心力衰竭的早期症状。

(2)呼吸困难:是左心力衰竭时较早出现和最常见的症状,为肺淤血和肺顺性降低而致肺活量减少的结果。呼吸困难最初仅发生在重体力劳动时,休息后可自行缓解,称为劳力性呼吸困难。随着病情的进展,呼吸困难可出现在较轻的体力活动时,劳动力逐渐下降。有的则表现为阵发性夜间呼吸困难,通常入睡并无困难,但在夜间熟睡后,突然胸闷、气急而被迫坐起。轻者坐起后数分钟可缓解,但有的伴阵咳,咳泡沫痰,若伴有哮喘可称为心源性哮喘;重者可发展为肺水肿。阵发性夜间呼吸困难的发生机制可能与平卧时静脉回流增加,膈肌上升,肺活量减少和夜间迷走神经张力增高有关。左心力衰竭严重时,患者即使平卧休息也感呼吸困难,被迫取半卧位或坐位,称为端坐呼吸。由于坐位时重力作用,使部分血液转移到身体下垂部位,可减轻肺淤血,且横膈下降又可增加肺活量。

(3)咳嗽、咳痰与咯血:是肺泡和支气管黏膜淤血所致。咳嗽是左心力衰竭的主要症状之一,在急性左心力衰竭时更为明显,有时为心力衰竭发作前的主要表现。咳嗽多在体力劳动或夜间平卧时加重,同时可咳出泡沫痰。急性肺水肿时,可咳出大量粉红色泡沫样痰。二尖瓣狭窄、急性肺水肿及肺梗死等均可引起咯血,色鲜红,量多少不定。

(4)其他症状:左心力衰竭时可出现发绀、夜尿增多、左肺动脉扩张压迫左喉返神经致声音嘶哑等症状。脑缺氧严重者,可伴有嗜睡、神志错乱等精神症状,严重病例可发生昏迷。

2.体征

除原有心脏病的体征外,左心力衰竭后引起的变化,主要有以下 2 个方面。

(1)心脏方面体征:左心力衰竭时,一般均有心脏扩大,以左心室增大为主。但急性心肌梗死引起的左心力衰竭及风心病二尖瓣狭窄引起的左心房衰竭,可无左心室扩大,后者仅有左心房扩大。心尖区及其内侧可闻及舒张期奔马律,肺动脉瓣区第二心音亢进,第二心音逆分裂,左心室明显扩张时可发生相对性二尖瓣关闭不全而出现心尖区收缩期杂音。左心力衰竭时常出现窦性心动过速,严重者可出现快速性室性心律失常。交替脉亦为左心力衰竭的早期重要体征之一。

(2)肺脏方面体征:阵发性夜间呼吸困难者,两肺有较多湿啰音,并可闻及哮鸣音及干啰音,吸气及呼气均有明显困难。急性肺水肿时,双肺满布湿啰音、哮鸣音,在间质性肺水肿时,肺部无干湿性啰音,仅有肺呼吸音减弱。约 1/4 左心力衰竭患者可发生胸腔积液。

3.辅助检查

(1)X 线检查:常有左心室和(或)左心房扩大,肺淤血或肺水肿征,出现 ker-leyB 线(肺淋巴管扩张,肺小叶间隔变粗所致)。不同病因尚有相应 X 线表现,如主动脉瓣病变心脏常呈靴形心,主动脉增宽、伸长等;而二尖瓣狭窄常呈梨形心改变,食管吞钡常有左心房局限性压迹等。慢性左心力衰竭患者尚可有胸腔积液 X 线征。

(2)循环时间测定:臂至舌循环时间延长,常 >20 秒,而臂至肺时间大致正常。

(3)心电图检查:可有左心房和(或)左心室肥大、劳损等改变,V_1 导联 P 波终末负电势增大,$\geqslant 0.02$ mm/s。此外,可出现各种心律失常图形,左心房明显扩大者,尤其是二尖瓣狭窄、扩张型心肌病,常出现心房颤动。

(4)超声心动图检查:除可直接显示瓣膜病变、室间隔缺损和其他先天性畸形外,尚可检测心腔大小和室壁活动情况,并可做有关心功能检查,对确立左心力衰竭的病因,衡量病变严重程度和评价心功能状况颇有帮助。

(5)其他检查:在某些情况下,左心室功能不全程度尚可用左侧、右侧血流导向气囊导管(Swan-GanZ 导管)和心血管造影术等创伤性检查;或用放射性核素扫描、血池显像、收缩时间间期测定、超声多普勒彩色血流显像或频谱分析等无创性方法予以评价。常用指标有容积指数、心排血量、心排血指数、射血分数、肺毛细血管楔压等。

(二)右心力衰竭诊断

右心力衰竭是指右心不能将静脉回流血液充分地排出,引起体静脉系统和动脉系统供血不足。常继发于左心力衰竭所致肺动脉高压,也可因肺源性心脏病、肺动脉栓塞、肺动脉瓣狭窄或关闭不全、原发性肺动脉高压症、房间隔缺损、法洛四联症、主动脉窦瘤破入右心、心肌炎、心肌病、甲状腺功能亢进性心脏病等疾病所致。

1.症状

(1)胃肠道症状:长期胃肠道淤血,可引起食欲缺乏、恶心、呕吐、腹胀、便秘及上腹疼痛症状。个别严重右心力衰竭病例,可能发生蛋白丢失性胃肠病。

(2)肾脏症状:肾脏淤血引起肾功能减退,可有夜尿增多。多数患者的尿含有少量蛋白、少数透明或颗粒管型和少数红细胞。血浆尿素氮可升高,心力衰竭纠正后,上述改变可恢复正常。

(3)肝区疼痛:肝脏淤血肿大后,右上腹饱胀不适,肝区疼痛,重者可发生剧痛而误诊为急腹症等疾病。长期肝淤血的慢性心力衰竭患者,可造成心源性肝硬化。

(4)呼吸困难:在左心力衰竭的基础上,可发生右心力衰竭后,因肺淤血减轻,故呼吸困难较左心力衰竭时有所减轻。但开始即为右心力衰竭者,仍可有不同程度的呼吸困难。

2.体征

除原有心脏病体征外,右心力衰竭后引起的变化,主要有以下几个方面。

(1)心脏体征:因右心力衰竭多由左心力衰竭引起,故右心力衰竭时心脏增大较单纯左心力衰竭更为明显,呈全心扩大。单纯右心力衰竭患者,一般都可发现右心室和(或)右心房肥大。当右心室肥厚显著时,可在胸骨下部左缘,有收缩期强而有力的搏动。剑突下常可见到明显的搏动,亦为右心室增大的表现。可闻及右心室舒张期奔马律。右心室显著扩大,可引起相对性三尖瓣关闭不全,在三尖瓣听诊区可闻及收缩期吹风样杂音。若有相对性三尖瓣狭窄时,在三尖瓣听诊区可听到舒张早期杂音。

(2)颈静脉充盈与搏动:右心力衰竭时,因上、下腔静脉压升高,使颈外静脉、手背静脉及舌下静脉等浅表静脉异常充盈,并可出现颈静脉明显搏动。颈外静脉充盈较肝脏肿大或皮下水肿出现早,故为右心力衰竭的早期征象。

(3)肝大与压痛:肝脏肿大和压痛常发生在皮下水肿之前,且每一右心力衰竭患者均无例外,因此其是右心力衰竭最重要和较早出现的体征之一。肝颈静脉回流征阳性是右心力衰竭的重要征象之一,但亦可见于渗出性或缩窄性心包炎,右心力衰竭在短时间内迅速加重者,肝脏急剧增大,可伸至脐部,疼痛明显,并出现黄疸,转氨酶升高。长期慢性右心力衰竭患者发生心源性肝硬化时,肝脏质地较硬、边缘较锐利,压痛不明显。

(4)下垂性皮下水肿:下垂性皮下水肿,发生于颈静脉充盈及肝脏肿大之后,是右心力衰竭的典型体征。皮下水肿先见于身体的下垂部位。起床活动者,水肿在足、踝及胫骨前较明显,尤以下午为著,随着病情的加重而呈上行性发展。卧床(仰卧)患者,则以骶部和大腿内侧水肿较显著。严重右心力衰竭患者,呈全身持续性水肿。晚期全心力衰竭患者,因营养不良或肝功能损害,血浆蛋白过低,出现面部水肿时,预后恶劣。

(5)腹水:腹水可见于慢性右心力衰竭或全心力衰竭的晚期患者,此类患者常合并有心源性肝硬化。

(6)发绀:右心力衰竭患者的发绀,较左心力衰竭显著,但呼吸困难较之为轻。单纯右心力衰竭所致者,发绀多为周围性,出现在肢体的下垂部分及身体的周围部位。全心力衰竭患者,发绀呈混合性,即中心性与周围性发绀并存。

(7)心包积液:严重而持久的右心力衰竭病例,心包腔内可有异常数量的液体漏出,进而发生心包积液。

(8)其他表现:某些心力衰竭患者可出现奇脉。个别严重右心力衰竭病例,可出现神经兴奋、焦虑不安等症状。可有显著营养不良、消瘦,甚至恶病质。

3.辅助检查

(1)X线检查:可有右心或左、右心扩大,上腔静脉和奇静脉扩张,可伴有双侧或单侧胸腔积液征。

(2)心电图检查:右心房和右心室肥大、劳损,电轴右偏等改变。

(3)超声心动图:常有右心房、右心室肥大,右心室流出道增宽以及相应心脏病改变。

(4)其他:静脉压明显增高,臂至肺循环时间延长。重度右心力衰竭时有肝、肾功能异常。

(三)全心力衰竭诊断

全心力衰竭是指同时伴有肺循环和体循环淤血表现,其临床表现为左右心力衰竭征象的综合,但可以某一侧心力衰竭为主。不少右心力衰竭是继发于左心力衰竭,一旦出现右心力衰竭后,肺淤血和左心力衰竭的症状反而全部缓解。

全心力衰竭的患者多见胸腔积液,主要与体静脉压和肺静脉压同时升高及胸膜毛细血管通透性增加有关。多同时发生在左右两侧胸腔,往往以右侧胸腔积液量较多,单侧的胸腔积液者亦多见于右侧。少数患者胸腔积液由单纯左心力衰竭或右心力衰竭引起。胸腔积液可诱发或加重呼吸困难。胸腔积液局限于右侧较多的原因有多种解释,较合理的解释为右肺的平均静脉压较左侧高,同时右肺的容量较左肺大,右肺的表面滤出面积也就比左肺大。因此,心力衰竭时常以右侧胸腔积液多见。或右侧胸腔积液量较左侧为多。

二、急性心力衰竭诊断

急性心力衰竭是指心排血量短期内急剧下降,甚至丧失排血能力。常见于严重的急性心肌炎、心肌梗死、严重心瓣膜狭窄、心室流出道梗阻、心房内球瓣样血栓或黏液瘤嵌顿、肺动脉主干或大分支阻塞;急性的心脏容量负荷过重,如外伤、感染性心内膜炎、心肌梗死等所致瓣膜穿孔及损害、腱索断裂、心室乳头肌功能不全、心室间隔穿孔、主动脉窦瘤破入心腔。输液过多或过快;急性的心室舒张受限制,如急性大量心包积液和积血,快速异位心律,严重心律失常如心室颤动、心室停顿、显著心动过缓等。

(一)临床表现

(1)晕厥:指心排血量减少致脑部缺血,而发生的短暂性意识丧失,若持续数秒以上,可发生四肢抽搐、呼吸暂停、发绀、心音消失或相应的心律失常。发作大多短暂,发作后意识常立即恢复。

(2)休克:除有心功能不全征象外,尚有休克的临床表现。

(3)心脏表现:心脏骤停。

(4)急性肺水肿:为急性左心力衰竭的主要表现,典型者常突然发作、高度气急、呼吸浅速(30~40次/分)、端坐呼吸、咳嗽、咯白色或粉红色泡沫样痰。若为肺间质水肿,则为干咳。患者面色灰白、口唇及肢端发绀、大汗、烦躁不安、心悸、乏力等。体征包括双肺广泛水泡音和(或)哮鸣音、心率增快、心尖区第一心音低钝,可出现收缩期杂音和奔马律,心界向左下扩大,可有心律失常和交替脉,血压可以升高也可降低,伴血压下降者往往病情更为严重。

(二)辅助检查

1.胸部 X 线检查

肺门有蝴蝶形大片阴影并向周围扩展,心界扩大,心尖冲动减弱。此外,不同心脏病尚有相应 X 线征,如高血压、主动脉瓣病变等可呈靴形心改变;二尖瓣狭窄致左心房衰竭可有梨形心改变。

2.心电图检查

常有窦性心动过速或各种心律失常,心肌损害,左心房、左心室肥大等。

3.超声心动图检查

超声心动图检查可显示左心房、左心室肥大,搏动减弱,同时可检出相应心脏病的形态学改变。

第四节 鉴 别 诊 断

一、气管与支气管肺癌

癌肿患者的病史多较短,气急无明显的发作性,哮鸣音多局限于某一部位,呼气时较明显。无心脏病的病史和体征。X线可发现肺部癌肿征。

二、慢性支气管炎并肺气肿

该病一般病程较长,气急呈进行性加重,而无阵发性夜间发作的特点。有典型的肺气肿体征。虽可有右心室增大,但无左心室增大及病理性杂音。X线检查有肺气肿征象及肺纹理粗乱等。

三、代谢性酸中毒呼吸

呼吸深大,但患者无呼吸困难感觉,能平卧,有引起代谢性酸中毒的原发病(尿毒症、糖尿病等),呼出气体有特殊气味,无心脏病的证据。血化验示二氧化碳结合力明显降低,血气分析示 pH 降低,二氧化碳分压升高。

四、劳力性呼吸困难

老年、衰弱、肥胖及严重贫血等可产生劳力性呼吸困难,但无左心力衰竭的其他征象。

五、端坐呼吸

大量腹水、胃肠道疾病引起的严重腹胀、妊娠后期、巨大卵巢囊肿等,可产生端坐呼吸,但并非心脏病所致,不可混淆。

六、心包积液或缩窄性心包炎

有静脉压增高、颈静脉充盈或怒张、肝大、水肿和腹水等表现,与右心力衰竭相似,但既往无心脏病史,心脏搏动弱,心音遥远。心包积液者,心浊音界向两侧明显扩大,心尖冲动在心浊音界之内侧,心影随体位改变而改变,如站立或坐位时心影呈烧瓶状,卧位时心底部增宽,并有奇脉,静脉压显著升高。胸部透视时,肺野清晰,无淤血现象。心电图检查示低电压及 ST-T 改变。超声心动图可显示心包积液的液性暗区。如为缩窄性心包炎,X 线摄片可见蛋壳样钙化影,计波摄影亦有助于鉴别诊断。

七、肾源性水肿

肾源性水肿发生迅速,从眼睑、颜面开始而遍及全身,有的开始即可有全身水肿。水肿性质软而易移动,伴有其他肾病的征象,如高血压、蛋白尿、血尿、管型尿等改变,可与心源性水肿鉴别。

八、门脉性肝硬化

虽可有腹水、水肿,但无心脏病史,无心脏病体征,肺内无湿啰音,无颈静脉怒张,肝颈静脉回流征阴性。可见腹壁静脉曲张及蜘蛛痣,腹水量较多,常有明显脾大,外周水肿不如心脏病显著,肝功能多有明显改变。但右心力衰竭晚期,亦可发生心源性肝硬化。

九、腔静脉综合征

当上、下腔静脉受肿瘤、肿大淋巴结压迫或血栓阻塞时,可使血液回流受阻,出现颈静脉怒张、上肢或下肢水肿、肝大等表现,与心力衰竭相似,易致误诊。但患者心界不大,心脏无病理性杂音,亦无肺淤血的症状与体征。X 线检查有助于鉴别。

第五节　治　疗

一、方剂治疗

(一)心肺气虚证

1.症状

心悸怔忡,胸闷气短,咳嗽喘促,自汗,纳呆,神疲乏力,舌淡或青紫,苔薄白,脉弱无力或结代。

2.治法

益气养心。

3.方剂

养心汤合补肺汤。

4.药物

人参、五味子、黄芪、熟地黄、当归、川芎、紫菀、桑白皮、肉桂、半夏、茯苓、远志、酸枣仁、柏子仁、茯神。

(二)气虚血瘀证

1.症状

心悸怔忡,胸闷或痛,咳嗽气促,两颧暗红,口唇青紫,水肿尿少,舌质紫暗或有瘀斑,脉涩或结代。

2.治法

益气活血佐以行水消肿。

3.方剂

补阳还五汤合五苓散。

4.药物

黄芪、当归、芍药、川芎、桃仁、红花、地龙、猪苓、茯苓、泽泻、白术、桂枝。

(三)心肾阳虚证

1.症状

心悸气短,形寒肢冷,面色苍白,神疲纳呆,尿少水肿,腰以下肿甚,舌淡,苔白,脉沉细或结代。

2.治法

温阳利水。

3.方剂

真武汤合五苓散。

4.药物

炮附子、生姜、猪苓、茯苓、泽泻、白术、白芍、桂枝。

(四)痰饮阻肺证

1.症状

心悸气短,咳嗽喘促,不能平卧,咯吐白痰或泡沫样痰,尿少水肿,腹胀纳呆,苔白腻,脉弦滑。

2.治法

泻肺逐饮。

3.方剂

小青龙汤合葶苈大枣泻肺汤。

4.药物

麻黄、桂枝、细辛、干姜、半夏、芍药、五味子、甘草、葶苈子、大枣。

(五)阳气欲脱证

1.症状

心悸不宁,喘息气促,呼多吸少,不能平卧,面色晦暗,张口抬肩,大汗淋漓,烦躁不安,四肢厥冷、尿少水肿,舌质紫暗,苔少脉微欲绝。

2.治法

益气回阳固脱。

3.方剂

参附龙骨汤。

4.药物

人参、炮附子、干姜、生龙骨、生牡蛎。

二、脐灸治疗

(一)证型

阳虚水泛证。

(二)治法

温阳利水。

(三)脐灸方

温阳利水方。

(四)组成

附子、桂枝、茯苓、泽泻、黄芪等。

(五)用法

神阙穴穴位贴敷结合脐灸,每次连施6柱,1周3次。

(六)注意事项

在排除脐灸疗法使用禁忌后,患者需符合脐灸疗法心力衰竭适应范围(见第二章第三节)。

三、膏方治疗

(一)气虚血瘀证

1. 症状

胸闷,气短,劳累或活动后心悸、气短加重,疲乏无力,语声低微,面色淡白,或见自汗、胸闷痛,或见阵发性刺痛,痛处固定、拒按。唇甲可见青紫。夜间憋醒,舌质暗淡或有瘀斑,脉沉涩或无力。

2. 治法

益气活血,强心通脉。

3. 膏方

强心通脉膏。

4. 组成

生黄芪 300 g,人参 250 g,茯苓 300 g,茯神 200 g,当归 150 g,丹参 150 g,益母草 250 g,红花 150 g,川芎 150 g,葶苈子 150 g,白术 200 g,炙甘草 200 g,桂枝 200 g,延胡索 150 g,白芍 200 g,山药 300 g,枳壳 200 g,防风 100 g,制附子 100 g,车前子 150 g,木香 150 g,香附 100 g。

5. 制法

共以水煎透,去渣再熬浓汁,加阿胶 250 g、鹿角胶 150 g、炼蜜 150 g、黄酒 500 mL,收膏,冷藏备用。

6. 服法

早饭后半小时服用 15 g,晚饭后半小时服用 10 g,以温开水送服。

(二)气阴两虚兼血瘀证

1. 症状

心悸、气短,倦怠懒言,口渴,面色少华,五心烦热,头晕目眩,胸闷隐痛,遇劳则甚、腰膝酸软,双下肢水肿。舌偏红而干或有齿痕,脉细弱无力或结代。

2. 治法

益气养阴,活血通络。

3. 膏方

生脉活血膏。

4. 组成

人参 250 g,麦冬 300 g,生地黄 250 g,五味子 250 g,白术 200 g,黄芪 300 g,

丹参 250 g,红花 200 g,茯苓 250 g,当归 200 g,益母草 250 g,黄精 250 g,远志 200 g,葶苈子 250 g,白芍 200 g,川芎 200 g,茯神 250 g,炙甘草 300 g,杜仲 150 g,陈皮 200 g,桃仁 200 g,桂枝 100 g,三七 90 g,山楂 150 g。

5.制法

共以水煎透,去渣再熬浓汁,加阿胶 250 g、鳖甲胶 150 g、炼蜜 250 g、黄酒 500 mL,收膏,冷藏备用。

6.服法

早饭后半小时服用 15 g,晚饭后半小时服用 10 g,以温开水送服。

(三)阳虚水泛证

1.症状

心悸、眩晕、胸闷气短、胸脘痞满、腹胀,稍活动即明显加重,畏寒肢冷、小便短少,下肢浮肿,严重者可见胸腔积液、腹水、全身浮肿,水气凌心射肺则心慌不能平卧、咳白痰或泡沫样痰。舌淡白或紫暗、脉沉细或沉微欲绝。

2.治法

温阳利水,强心通脉。

3.膏方

强心利水膏。

4.组成

茯苓 300 g,猪苓 200 g,白芍 250 g,白术 300 g,附子 100 g,桂枝 250 g,赤芍 200 g,桑白皮 250 g,葶苈子 250 g,泽泻 200 g,丹参 300 g,红花 200 g,黄芪 300 g,太子参 250 g,生姜 300 g,牛膝 200 g,川芎 250 g,车前子 150 g,熟地黄 200 g,远志 300 g,仙茅 200 g,淫羊藿 200 g,山药 200 g,薤白 200 g,炙甘草 100 g。

5.制法

共以水煎透,去渣再熬浓汁,加阿胶 250 g、鳖甲胶 150 g、炼蜜 200 g、黄酒 500 mL,收膏,冷藏备用。

6.服法

早、晚饭后半小时服用 15 g,以温开水送服。

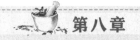

第八章

临证经验举隅

第一节　临证经验一

◎ 冠状动脉样硬化性心脏病、糖尿病

刘某,男,65 岁。2013 年 11 月 4 日初诊。

一、病史

冠状动脉样硬化性心脏病史 7 年,糖尿病病史 4 年。阵发性胸闷、气短,伴胸痛,呈刺痛,痛约 10 分钟,劳累及生气后加重,休息及含化硝酸甘油后缓解,平素嗜烟酒、饮食油腻、易急躁。纳呆,眠可,鼾声明显。舌红,苔黄腻,脉弦滑。

二、辅助检查

(1)血生化检查:总胆固醇为 6.89 mmol/L,甘油三酯为 2.67 mmol/L,低密度脂蛋白为 3.96 mmol/L,葡萄糖为 7.63 mmol/L。

(2)心电图检查:心电图显示 ST-T 改变。

(3)冠脉计算机断层扫描检查:前降支起始部见点状钙化斑块,中段第 2 对角支见斑片状非钙化斑块,管腔狭窄 85％。

三、诊断

(1)中医:辨证属肝脾失和,痰瘀阻络。治以疏肝理脾,化痰通络。

(2)西医诊断:冠状动脉样硬化性心脏病、糖尿病。

四、处方

(一)膏方

活血通脉膏方:柴胡 300 g、炒枳壳 200 g、白芍 500 g、赤芍 500 g、甘草 100 g、蒲黄 200 g、五灵脂 100 g、丹参 500 g、檀香 100 g、砂仁 100 g、水蛭 100 g、全蝎 100 g、桂枝 200 g、牡丹皮 150 g、茯苓 500 g、炒桃仁 300 g、川芎 200 g、焦山楂 500 g、泽泻 300 g、三七粉 100 g、冰片 10 g、制何首乌 200 g、当归 300 g、熟地黄 300 g、牛膝 300 g、浙贝片 300 g、半夏 300 g、瓜蒌 300 g、黄芪 300 g、党参 300 g、葛根 500 g、红景天 300 g、夜交藤 500。阿胶 200 g、黄酒 150 g、木糖醇 200 g,收膏,1 料。

服法:1 袋,温水冲服,日 2 次。并嘱患者节饮食,戒烟。

(二)冠状动脉样硬化性心脏病脐灸粉

活血止痛方:丹参、吴茱萸、檀香、桂枝、薤白、冰片等。

神阙穴穴位贴敷结合脐灸,每次连施 6 柱,1 周 3 次。

五、复诊

时间:2014 年 1 月 13 日。

现病史:服上料后,自觉胸闷、气短明显减轻,偶于活动后出现胸痛。时于晨起觉左颈部及左侧头部疼痛不适,纳改善,眠可。小便调,大便干,舌红、苔黄。脉弦滑。

处方:上方加白芷 100 g、细辛 100 g、大黄 200 g。继服 1 料,1 袋,温水冲服,日 2 次。脐灸疗法改 1 周 2 次,配方不变。

六、三诊

时间:2014 年 3 月 26 日。

现病史:胸闷,胸痛消失,自述体重减轻,纳眠可,鼾声明显减轻。舌红,苔薄黄,脉弦。

辅助检查:心电图检查示 ST 改变。血生化检查示总胆固醇为 6.02 mmol/L、甘油三酯为 1.69 mmol/L、低密度脂蛋白为 3.11 mmol/L、葡萄糖为 6.5 mmol/L。冠脉计算机断层扫描示前降支中段第 2 对角支见非钙化斑块,管腔狭窄 50%。

【按语】

本例辨证属于肝脾失和、痰瘀阻络证,治以疏肝理脾、化痰通络。

膏方中柴胡、炒枳壳、赤白芍、甘草凑四逆散疏肝理脾之效;蒲黄、五灵脂凑失笑散活血、散结、止痛;丹参、檀香、砂仁凑丹参饮行气、活血、止痛;桂枝、牡丹皮、茯苓、炒桃仁、凑桂枝茯苓丸活血化瘀;加入水蛭,全蝎虫类药物增加活血之功;现代药理研究焦山楂、泽泻、制何首乌可明显降低血脂;三七粉,川芎,冰片,当归、阿胶具有行气、养血、活血的作用;浙贝片、半夏、瓜蒌化痰;黄芪、党参、葛根、山药、薏米、熟地黄、牛膝、红景天健脾祛湿、益气补肾;白芷、细辛祛风、治头痛;夜交藤养血安神;患者血糖异常故使用木糖醇代替蜂蜜作为辅料。整方既有针对标实的理气、活血、化痰,也有针对本虚的补肾益气。组方严谨、切中病机,诸药合用,气机舒畅、痰消瘀除、肾固脾健,故诸症自除。

第二节 临证经验二

◎ 冠状动脉样硬化性心脏病

张某,男,57 岁。2016 年 7 月 14 日初诊。

一、病史

主诉:胸疼、胸闷 16 余年。

现病史:活动后出现心慌,胸闷,憋喘,胸疼阵发性疼痛,夜间常因疼痛而醒,周身乏力严重,汗出甚。纳可,眠差,入睡困难、多梦,二便调,舌红苔薄白,脉弦。血压为 16.3/8.8 kPa(122/66 mmHg)。

既往史:患者自述 16 年前因"急性前壁和高侧壁心肌梗死"进行溶栓治疗。2003 年因心慌、胸闷、乏力等症状于某医院医院植入 4 枚支架;于 2006 年在某医院外医院植入 3 枚支架;先后植入 9 枚支架;2009 年曾于某医院进行搭桥手术(4 支桥血管);2015 年患者胸疼加重,10 月份在某医院予搭桥手术的桥血管内植入 2 枚支架。高血压 10 余年,血压平素在 14.7/8.0 kPa(110/60 mmHg),糖尿病 10 余年。口服琥珀酸美托洛尔、瑞舒伐他汀、单硝酸异山梨酯、阿司匹林、尼可地尔、硫酸氢氯吡格雷、曲美他嗪,平时血糖约为 5.0 mmol/L,口服阿卡波糖,注射胰岛素。

二、辅助检查

(1)血生化检查:总蛋白为 60.4 g/L、总胆固醇为 2.97 mmol/L、高密度脂蛋白为 0.88 mmol/L、低密度脂蛋白为 2.52 mmol/L、脂蛋白 α 为 358.9 mmol/L、

游离脂肪酸为 0.8 mmol/L、葡萄糖为 8.47 mmol/L。

(2)心电图检查:频发室性期前收缩,一度房室传导阻滞,左前分支阻滞,电轴不定。

(3)心脏彩超检查:左心房为 39 mm、室间隔为 13 mm、左心室内径为 54 mm。提示左心房大、室间隔增厚、节段性室壁运动异常、左心室舒张功能降低。

(4)肺动脉高压:2.5 kPa(19 mmHg)。

(5)射血分数:66%。

三、诊断

(1)中医:胸痹,心血瘀阻证。

(2)西医:①冠状动脉样硬化性心脏病不稳定性心绞痛;②经皮冠状动脉介入术术后(9 支);③冠状动脉旁路移植术(桥血管 4 支+支架 2 支);④陈旧性心肌梗死;⑤高血压;⑥糖尿病;⑦心律失常室性期前收缩、一度房室传导阻滞。

四、处方

(一)中药饮片

人参 15 g、黄芪 45 g、红景天 30 g、丹参 30 g、砂仁 9 g、黄连 15 g、赤芍 30 g、白芍 30 g、蒲黄 9 g、五灵脂 9 g、川芎 15 g、三七粉 3 g、冰片 1 g、延胡索 15 g、酸枣仁 45 g、夜交藤 30 g、葛根 30 g。

服法:7 剂,水煎服,日服 1 剂。

(二)膏方

组方:木糖醇 200 g、半枝莲 500 g、合欢花 300 g、炒酸枣仁 500 g、红参 60 g、玄参 400 g、红花 300 g、龟板胶 100 g、首乌藤 500 g、柴胡 300 g、炒枳壳 200 g、白芍 500 g、赤芍 500 g、甘草 100 g、蒲黄 200 g、醋五灵脂 100 g、丹参 500 g、檀香 100 g、砂仁 100 g、烫水蛭 150 g、全蝎 100 g、桂枝 200 g、牡丹皮 150 g、茯苓 500 g、炒桃仁 300 g、川芎 200 g、焦山楂 500 g、泽泻 300 g、三七粉 100 g、冰片 20 g、制何首乌 200 g、当归 300 g、熟地黄 300 g、牛膝 300 g、浙贝片 500 g、清半夏 300 g、黄连 150 g、瓜蒌 300 g、黄芩 150 g、黄柏 150 g、大黄 100 g、黄芪 500 g、党参 300 g、葛根 500 g、红景天 300 g、阿胶 200 g。收膏 1 料,分 120 袋。

服法:温水冲服,每次 1 袋,每日 2 次。

(三)冠状动脉样硬化性心脏病脐灸粉

活血止痛方:丹参、吴茱萸、檀香、桂枝、薤白、冰片等。

神阙穴穴位贴敷结合脐灸,每次连施 6 柱,1 周 3 次。

五、复诊

时间:2016 年 7 月 21 日。

现病史:病史同前,服药后效可。现症见胸闷较之前缓解,夜间胸闷憋喘发作两次,伴有心前区疼痛不适,含服硝酸异山梨酯后缓解,自感周身乏力,汗出,余无不适。纳可,眠差,入睡困难,大便不成形,日行 2 次,小便调,舌红苔白厚,脉弦。血压为 16.0/9.3 kPa(120/70 mmHg)。

处方:初诊中药饮片改为酸枣仁 60 g,继服 7 剂。脐灸疗法改 1 周 2 次。

六、三诊

时间:2016 年 9 月 22 日。

现病史:病史同前,服膏方效佳。现症见胸痛基本消失,偶见胸闷心慌,乏力、汗出明显改善,纳可,眠差易醒,二便调,舌红苔黄,脉弦。血压为 16.0/9.6 kPa(120/72 mmHg)。

处方:上膏方改:炒枣仁 600 g、夜交藤 600 g、合欢花 500 g、龙骨 500 g、牡蛎 500 g、蜜百合 500 g、红参 100 g、太子参 300 g。收膏 1 料,分 120 袋。温水冲服,每次 1 袋,每日 2 次。脐灸疗法改 1 周 1 次。

【按语】

本例辨证属于心血瘀阻证,治以活血化瘀为主,敛阴止汗为辅。

膏方中炒桃仁、红花、赤芍、川芎活血化瘀以止痛;牛膝入血分,性善下行,引胸中之瘀血下行,使血不郁于胸中;阴血日夜消耗,常不足,加熟地黄、当归养血益阴;柴胡、炒枳壳、白芍疏肝理脾;以上方药取血府逐瘀汤之意,为祛胸中瘀血、活血止痛,加用红参、玄参增强膏方活血化瘀之功。蒲黄、五灵脂凑失笑散,可活血、散结、止痛;丹参、檀香、砂仁凑丹参饮,可行气、活血、止痛;桂枝、牡丹皮、茯苓、炒桃仁凑桂枝茯苓丸,可活血化瘀;加入水蛭、全蝎虫类药物增加活血之功;黄芩、黄连、黄柏、当归、熟地黄、黄芪奏六黄汤之功,可固表止汗;现代药理研究发现,焦山楂、泽泻、制何首乌具有降低血脂的作用;三七粉、冰片、阿胶具有行气、养血、活血的作用;浙贝片、半夏、瓜蒌具有化痰作用;党参、葛根、红景天健脾祛湿、益气补肾;龟板胶可滋阴润燥;合欢花、炒酸枣仁可安神助眠,后又加夜交藤以增强安神作用;患者血糖异常,故使用木糖醇代替蜂蜜作为辅料;甘草调和诸药。整方共奏活血行气、祛瘀养血之功,诸药合用,气机调和,血行通畅,敛阴止汗,故诸症自除。

第三节　临证经验三

◎ 扩张型心肌病、心力衰竭

郝某,男,60岁。2013年10月21日初诊。

一、病史

患者2013年3月份出现活动后胸闷,憋喘,气短于当地医院诊断为扩张型心肌病,并长期口服强心、利尿、扩张血管等常规西药治疗,但症状未见明显好转。为求中医治疗,前来就诊。现见胸闷、憋喘气短,活动后加重,偶有咯血,呈黑色,后背紧缩感,神疲乏力,自汗出。纳呆,眠差多梦,夜尿频,大便调,舌淡胖大,苔白,脉沉滑。

二、辅助检查

心脏彩超检查提示左心房46 mm,左心室68 mm,右心房46 mm×56 mm,右心室30 mm,射血分数22%。

三、诊断

(1)中医:辨证属心肾阴阳两虚,兼有水饮。治以温补心肾,利水活血。
(2)西医:扩张型心肌病、心力衰竭。

四、处方

(一)膏方

温阳强心膏方:附子400 g、干姜300 g、炙甘草100 g、党参500 g、茯苓500 g、炒白术300 g、赤芍300 g、白芍300 g、茯苓皮400 g、泽泻300 g、猪苓300 g、桂枝400 g、淫羊藿400 g、炒葶苈子500 g、黄芪500 g、阿胶200 g、防己200 g、当归300 g、丹参300 g、黄柏300 g、大腹皮150 g、炒酸枣仁400 g、柏子仁400 g、百合400 g、肉桂100 g、五味子150 g、鹿角胶200 g、龟板胶200 g、蜂蜜100 g、黄酒

100 g,收膏,1 料。

服法:1 袋,温水冲服,日 2 次。

(二)心力衰竭脐灸粉

温阳利水方:附子、桂枝、茯苓、泽泻、黄芪等。

神阙穴穴位贴敷结合脐灸,每次连施 6 柱,1 周 3 次。

五、复诊

时间:2013 年 12 月 30 日。

现病史:服完上料后,自觉胸闷、憋喘、气短减轻,偶咯血,纳增、眠佳,体力渐进,夜尿仍较多、大便稀,舌淡、苔白。

处方:将膏方改为附子 500 g、干姜 400 g,加山药 500 g、薏米 400 g、焦三仙各 300 g,制膏方。继服 1 料,1 袋,温水冲服,日 2 次。脐灸外治法改每次连施6 柱,1 周 2 次。

六、三诊

时间:2014 年 3 月 10 日。

现病史:自述偶于活动后出现胸闷、憋喘,咯血、自汗症状消失,体力明显改善,纳眠可,二便尚调。舌淡、苔薄白,脉沉。

辅助检查:复查心脏彩超检查示左心房 44 mm,左心室 69 mm,右心房47 mm×54 mm,右心室 40 mm,射血分数 26%。两个心脏彩超对比,后者较前者有所改善。

处方:嘱患者继续服用膏方。

【按语】

扩张型心肌病是一个慢性进展的疾病,病理表现为各腔室变大,导致左心室射血不足,最后引起心力衰竭。此患者所表现的胸闷、憋喘、气短症状属中医学的"胸痹"范畴,其病位在心,累及脾、肾,最后发展为多脏腑功能失调,病机多为本虚标实,阴损及阳或阳损及阴。

本例属心肾阴阳两虚,阴血不荣,肾阳失固,肾阳不足无以化气行水,水停为饮,治以温阳补肾、强心利水、益气养血,兼以活血。膏方中以附子、干姜温补心肾之阳;肉桂、淫羊藿温补肾阳;鹿角胶、龟板胶补肾填精益髓;考虑其阳气不足必有水饮之邪停留,以五苓散通阳行气利水;大腹皮、茯苓皮利水渗湿;酸枣仁、柏子仁、百合养心阴;赤芍、白芍、丹参、当归补益阴血,兼活血;黄芪、山药、薏米益气健脾兼以利水;焦三仙防膏剂黏腻碍胃。

《素问·生气通天论》云:"阳气者若天与日,失其所则折寿而不彰,故天运当以日光明。"本方以温补心肾之阳为主,兼以补心肾之阴血、阴精,即张景岳所说"善补阳者,必于阴中求阳,则阳得阴助而生化无穷;善补阴者,必于阳中求阴,则阴得阳助而源泉不竭。"本方阴阳同补,而以补阳为主,补血与活血并用,使其补而不滞,兼以益气健脾,使阴血生化有源,分清主次,攻补兼施。

第四节　临证经验四

◎ 心房纤颤

陈某,女,34 岁。2015 年 04 月 13 日初诊。

一、病史

主诉:阵发性心慌气短 2 年。

现病史:患者 2 年前因家中变故过度劳累、悲伤,突然自觉左胸部不适、心慌、胸闷气短、乏力,劳累或情绪激动后上述症状加重,于当地医院行心电图检查示心房扑动,后发展为心房颤动,经中西医治疗效果不明显。2014 年 8 月 25 日曾于某医院行射频消融术,术后初期效果尚可。2015 年以来心房颤动发作频繁,故来诊。患者平素怕冷,手脚发凉,善惊易恐,易急躁,工作压力大。纳眠可,二便调,舌红苔薄黄,脉结代。血压为 13.3/9.3 kPa(100/70 mmHg)。

二、辅助检查

动态心电图检查:①心率,总心率为 91 667 次/分,平均为 68 次/分,最快为 142 次/分,最慢为 38 次/分。②室上性节律,房性期前收缩为 1 190 次,房性心动过速为 14 次,心房颤动 265 阵共 48 302 次。结论为频发房性期前收缩伴兴奋传导障碍(成对,二联律,未下传)、频发短阵房性心动过速(兴奋传导障碍)、阵发心房颤动(频发,兴奋传导障碍,最长 RR 间期 2.5 秒)、交界性逸搏、T 波改变(间断)。

三、诊断

(1)中医:心悸,阴阳两虚证。治以潜阳滋阴,定悸安神。

(2)西医:心律失常(阵发性心房颤动、频发室性期前收缩、短阵性房性心动过速、交界性逸搏)。

四、处方

(一)中药饮片

炙附子 12 g、砂仁 9 g、甘草 12 g、龟板 12 g、黄柏 15 g、黄连 20 g、生地黄 30 g、熟地黄 30 g、炒枣仁 30 g、党参 30 g、麦冬 30 g、五味子 15 g、紫石英 30 g、桂枝 20 g。

服法:上方 7 剂,水煎服,早晚分服。

(二)心律失常脐灸粉

养心安神方:丹参、柏子仁、炒酸枣仁、桂枝、五味子、远志、黄柏等。

神阙穴穴位贴敷结合脐灸,每次连施 6 柱,1 周 3 次。

五、复诊

时间:2015 年 4 月 20 日。

现病史:心慌胸闷减轻,偶尔气短,手脚发凉、善惊减轻,近几日后背按压痛,轻度阴道炎,月经周期正常,无痛经,月经量少,色暗有血块,纳眠可,二便调,舌淡苔薄黄,脉细。

处方:人参 12 g、熟地黄 30 g、当归 12 g、川芎 20 g、赤芍 15 g、茵陈 20 g、黄连 15 g、甘松 15 g、麦冬 30 g、龙眼肉 30 g、炒枣仁 30 g、夜交藤 30 g、炒白术 15 g、附子 9 g、黄柏 12 g。

心律失常脐灸粉-养心安神方:每次连施 6 柱,1 周 2 次。

六、三诊

时间:2015 年 4 月 27 到 2015 年 6 月 8 日期间,患者每隔 1 周或两周来诊,在上方的基础上加减,效果明显,心房颤动发作次数减少。

处方:2015 年 6 月 15 日患者开始服用补血养心安神膏方。

茯苓 400 g、龟甲胶 200 g、阿胶 200 g、浮小麦 300 g、肉桂 60 g、黄芩 150 g、黄连 100 g、合欢花 150 g、丹参 300 g、夜交藤 300 g、百合 200 g、龙眼肉 200 g、沙

参 200 g、党参 500 g、砂仁 100 g、熟地黄 400 g、五味子 200 g、远志 100 g、柏子仁 200 g、炒枣仁 500 g、天冬 200 g、麦冬 300 g、生地黄 400 g、陈皮 200 g、当归 300 g、炙甘草 200 g 柴胡 100 g、升麻 60 g、炒白术 300 g、黄芪 400 g、人参 100 g、黄酒 100 g、蜂蜜 100 g、大枣 200 g。

服法:上方制成膏方,早晚各服 1 袋。

七、四诊

时间:患者服用膏方后,首次复诊为 2015 年 8 月 19 日。

现病史:服用膏方两个月后,最近十几天心房颤动一直未发,偶尔有左胸前一过性刺痛,睡前明显,口苦,口干,余无明显不适。纳眠可,小便频,大便不成形,舌淡红苔白,脉细。

处方:上述膏方加减,继服 2 个月。脐灸疗法改 1 周 1 次。

八、五诊

时间:患者服用膏方后,第二次复诊为 2015 年 10 月 11 日。

现病史:近两个月心房颤动偶发,发病时乏力虚弱感减轻,余无明显不适。纳眠可,二便调,舌淡苔薄,脉细。

处方:补血养心安神膏方继服 2 个月。

【按语】

本例辨证属于阴阳两虚证,治以潜阳滋阴、定悸安神。

膏方中人参、麦冬、五味子奏生脉散,具有益气复脉之效;茯苓、肉桂、炒白术、甘草奏苓桂术甘汤,具有健脾温阳之效;黄连、黄芩、生地黄、阿胶取黄连阿胶汤宁心除烦之意;柴胡、当归、炒白术、茯苓、甘草取逍遥丸疏肝健脾之意;丹参、砂仁取丹参饮行气、活血、止痛之意;龟甲胶可滋阴潜阳;浮小麦、远志可定悸安神;夜交藤、合欢花、百合、柏子仁可养心安神;党参、沙参、龙眼肉可平阴阳、补气血;陈皮、黄芪可健脾益气;升麻可升阳举陷;天冬可滋阴润燥;加入黄酒、大枣、蜂蜜调味。整方平补阴阳、安神定悸,故诸症自除。

第五节　临证经验五

◎ 高血压、冠状动脉样硬化性心脏病

郭某,男,48岁。2017年10月18日初诊。

一、病史

主诉:血压升高10年余,急性前壁心肌梗死预后20天。

现病史:患者20天前无明显诱因突发呼吸急促,胸闷,胸痛伴汗出,就诊于当地医院,诊断为急性前壁心肌梗死、心律失常(一度房室传导阻滞)、高血压病(3级,极高危),具体治疗情况不详,好转后出院,出院后服用拜阿司匹林、氯吡格雷、阿托伐他汀钙片、马来酸伊那普利、硝苯地平缓释片治疗。平素患者血压控制较差,最高达24.0/16.0 kPa(180/120 mmHg),现症见心慌、胸闷,活动后加剧,阵发性头晕头痛,午后加剧,体力尚可,无气短乏力,晨起口苦口干,纳可,眠差,多梦易醒,醒后入睡困难,二便调。舌暗红,苔薄白,脉弦。体格检查。血压为21.3/13.6 kPa(160/102 mmHg)。心率为86次/分,律齐,无杂音。

既往史:高血压病10年,血压最高24.0/16.0 kPa(180/120 mmHg),控制不佳。

二、辅助检查

冠状动脉造影术:冠状动脉呈右优势型。左冠状动脉前降支全程管壁不规则,75%弥漫性狭窄,角支90%弥漫性狭窄。左回旋支全程管壁不规则,弥漫性病变,中断管状狭窄99%,远端99%局限性狭窄。右冠状动脉全程管壁不规则,近断90%局限性狭窄。

三、诊断

(1)中医:①胸痹、心痛病,气虚血瘀证;②眩晕病。

(2)西医:①冠状动脉粥样硬化性心脏病、不稳定心绞痛、陈旧性前壁心肌梗死、心功能Ⅰ级(纽约心脏病协会分级);②高血压病(3级极高危)。

四、处方

在基础治疗上,运用以下方法进行治疗。

(一)中药饮片

黄芪 30 g、葛根 30 g、丹参 30 g、砂仁 9 g(后下)、川芎 15 g、赤芍 30 g、三七粉 3 g(冲服)、炒枳壳 12 g、牛膝 15 g、木瓜 15 g、水蛭 9 g、浙贝母 30 g、桃仁 15 g、红花 15 g、玄参 30 g、桂枝 15 g。

服法:7 剂,每日 1 剂,水煎 200 mL,分早晚 2 次服用。

(二)膏方

活血通脉膏方:柴胡 300 g、炒枳壳 200 g、白芍 500 g、赤芍 500 g、甘草 100 g、蒲黄 200 g、五灵脂 100 g、丹参 500 g、檀香 100 g、砂仁 100 g、水蛭 100 g、全蝎 100 g、桂枝 200 g、牡丹皮 150 g、茯苓 500 g、炒桃仁 300 g、川芎 200 g、焦山楂 500 g、泽泻 300 g、三七粉 100 g、冰片 10 g、制何首乌 200 g、当归 300 g、熟地黄 300 g、牛膝 300 g、浙贝片 300 g、半夏 300 g、瓜蒌 300 g、黄芪 300 g、党参 300 g、葛根 500 g、红景天 300 g、夜交藤 500 g、阿胶 200 g、黄酒 150 g、木糖醇 200 g。收膏,1 料。

服法:温水冲服,每次 1 袋,每日 2 次。30 天。

(三)脐灸粉

平肝补肾方:天麻、杜仲、寄生、吴茱萸、川牛膝、生地黄、丹参、檀香、冰片。每次连施 6 柱,1 周 3 次。

五、复诊

(一)时间

2017 年 10 月 26 日复诊。

(二)现病史

病史同前,效可。患者偶尔头晕,无头痛,无胸闷胸痛,口干,无口苦,体力尚可,余无明显不适,纳眠可,二便调。舌淡苔白腻,脉细。血压为 17.6/11.6 kPa(132/87 mmHg)、脉率为 49 次/分。

(三)处方

(1)上方中药饮片方继续 7 剂。

(2)基础治疗不变。

(3)脐灸粉:平肝补肾方(天麻、杜仲、桑寄生、吴茱萸、川牛膝、生地黄、冰片),每次连施 6 柱,1 周 2 次。

六、三诊

(一)时间

2017 年 12 月 14 日。

(二)现病史

病史同前,效可。剧烈活动时,偶有胸闷,无胸痛,午后出现头晕头痛,无心慌汗出,近两日自觉双下肢发凉,体力尚可,血压控制平稳,晨起口苦口干,耳鸣,视物模糊,余无明显不适,纳眠可,二便调。舌淡苔白腻,脉细。血压为 22.8/14.5 kPa (171/109 mmHg)、脉率为 60 次/分。

(三)处方

1. 中药饮片

牛膝 15 g、木瓜 15 g、肉苁蓉 30 g、当归 15 g、白芍 15 g、熟地黄 30 g、乌梅 15 g、鹿角霜 15 g、桂枝 15 g、细辛 6 g、天麻 15 g、炒白术 12 g、半夏 12 g、泽泻 30 g、枸杞子 30 g。

服法:7 剂,水煎服。

2. 活血通脉膏方

1 料加天麻 150 g、钩藤 300 g、细辛 30 g、决明子 300 g,30 天。

3. 脐灸粉

平肝补肾方:天麻、杜仲、桑寄生、吴茱萸、川牛膝、生地黄、莱菔子、钩藤、冰片。

每次连施 6 柱,1 周 2 次。

4. 其他治疗

(1)厄贝沙坦 0.15 mg,每日 1 次,口服。

(2)基础治疗不变。

七、四诊

(一)时间

2018 年 2 月 1 日。

(二)现病史

病史同前,效可。头晕明显改善,偶有左上肢麻木,血压控制平稳,稍有心前区不适,左下肢发凉,余无明显不适,纳眠可,二便调。舌淡暗苔白,脉细。血压为 17.7/12.0 kPa(133/90 mmHg)、脉率为 60 次/分。

(三)辅助检查

心电图检查:窦性心动过缓;室性期前收缩,有时呈间位一度房室传导阻滞,V₂R 波纤细。

(四)处方

(1)活血通脉膏方 1 料加桑枝 300 g、威灵仙 300 g,30 天。

(2)基础治疗不变。

八、五诊

(一)时间

2018 年 3 月 21 日。

(二)现病史

病史同前,效可。现见头晕明显改善,自觉右手小鱼际出麻木,今日因天气转凉,自觉心前区不适,血压控制尚可,余无明显不适,纳眠可,二便调。舌淡暗苔白,脉细。血压为 17.7/11.9 kPa(133/89 mmHg)、脉率为 72 次/分。

(三)处方

(1)活血通脉膏方 1 料加麦冬 300 g,30 天。

(2)其余治疗不变。

九、六诊

(一)时间

2018 年 9 月 16 日。

(二)现病史

病史同前,但患者仍有手臂麻木,血压晨起来较高,大约 21.3/13.3 kPa(160/100 mmHg)左右,无胸闷,偶有心前区疼痛,持续时间较短,无头晕头痛,眼干、口苦,体力尚可,纳眠可,二便调。舌红苔白,脉细。血压为 18.7/12.7 kPa(140/95 mmHg)、脉率为 76 次/分。

(三)辅助检查

冠状动脉血管成像复查:右冠状动脉、左主干、前降支多发轻度狭窄,回旋支轻-中度狭窄。

（四）处方

(1)活血通脉膏方 1 料,30 天。

(2)其余治疗不变。

十、七诊

（一）时间

2018 年 11 月 05 日。

（二）现病史

病史同前,患者自觉活动后心前区针扎样疼痛,无胸闷,无心慌,无头晕头痛,仍有左上肢麻木,血压陈起偏高,大约 21.3/13.3 kPa(160/100 mmHg),体力尚可,纳眠可,二便调。舌红有齿痕,苔黄,脉细。血压为 18.1/12.7 kPa(136/95 mmHg)、脉率为 65 次/分。

（三）处方

(1)活血通脉膏方 1 料,30 天。

(2)平肝补肾方脐灸粉:天麻、杜仲、桑寄生、吴茱萸、川牛膝、生地黄、莱菔子、钩藤、冰片,每次连施 6 柱,1 周 1 次。

【按语】

本例辨证属于气虚血瘀证,治以益气活血。

活血通脉膏方中蒲黄、五灵脂凑失笑散,具有活血、散结、止痛的作用;丹参、檀香、砂仁凑丹参饮,可行气、活血、止痛;柴胡、川芎、炒枳壳、赤芍、白芍取柴胡疏肝散疏肝行气之意;桂枝、牡丹皮、茯苓,炒桃仁奏桂枝茯苓丸活血化瘀之功;加入水蛭、全蝎虫类药物增加活血之功;现代药理研究发现,焦山楂、泽泻、制何首乌具有明显的降低血脂的作用;三七粉、冰片、当归、阿胶具有行气、养血、活血的作用;浙贝片、半夏、瓜蒌化痰;夜交藤养血安神;党参、葛根、红景天健脾益气;熟地黄养血补虚;牛膝引血下行;甘草调和诸药。患者血糖异常,故使用木糖醇代替蜂蜜作为辅料。整方共奏益血行气之功,诸药合用,气机运行有力,血行通畅,故诸症自除。

参考文献

［1］单顺,吴建华,单晋杰,等.穴位疗法精要［M］.北京:中国医药科技出版社,2023.

［2］叶秀珠,梅煜川.叶氏中医心病真传［M］.北京:人民卫生出版社,2022.

［3］谢文.四川中医心病学名家撷英［M］.北京:中国医药科技出版社,2022.

［4］王强虎,冯素芳.冠心病中医治疗与调养［M］.北京:中国科技出版社,2020.

［5］杨志敏,管桦桦.杨志敏岭南膏方菁华［M］.北京:中国中医药出版社,2022.

［6］徐大基.高血压防治与调养全书［M］.北京:中国医药科技出版社,2022.

［7］祝光礼.祝光礼膏方诊治心血管病及杂病辑要［M］.杭州:浙江大学出版社,2022.

［8］秦伯未.秦伯未膏方案［M］.北京:中国医药科技出版社,2021.

［9］孔小轶,南勇.心血管疾病诊断与鉴别诊断手册［M］.北京:北京大学医学出版社,2022.

［10］刘迈兰,刘红华,岳增辉,等.艾灸疗法［M］.北京:中医古籍出版社,2022.

［11］杨海燕,金艳蓉,李军.常见心血管疾病中医证型及体质研究进展［M］.昆明:云南科技出版社,2020.

［12］李海霞,乃礼,刘绍能.中医心血管科医师处方手册［M］.郑州:河南科学技术出版社,2021.

［13］温木生.实用中医脐疗［M］.北京:中国医药科技出版社,2023.

［14］李玉峰,王双玲,黄宏,等.名中医治疗胸痹心痛医案精选［M］.北京:中国纺织出版社,2020.

［15］韩英.心血管疾病诊疗进展［M］.沈阳:辽宁科学技术出版社,2021.

［16］贾辛未,陈春红,王占启,等.心血管内科疑难病例诊疗解析［M］.郑州:河南科学技术出版社,2023.

［17］蔡晓倩,郭希伟,苗强,等.心血管病学基础与临床［M］.青岛:中国海洋大学出版社,2021.

［18］张红梅,刘娜,李翔,等.心血管疾病与心电图检查［M］.哈尔滨:黑龙江科学技术出版社,2022.

［19］谭相廷.膏方［M］.郑州:郑州大学出版社,2022.

［20］胡盛寿.中国心血管健康与疾病报告 2021［M］.北京:科学出版社,2022.

［21］袁鹏.常见心血管内科疾病的诊断与防治［M］.开封:河南大学出版社,2021.

［22］齐超,邵锦丽,娜日松,等.心血管内科常见病的诊断与治疗［M］.北京:科学技术文献出版社,2022.

［23］张莹莹.实用心血管内科疾病诊疗精要［M］.昆明:云南科技出版社,2021.

［24］徐国良,陈劲云,谢梅娟.徐国良教你开膏方［M］.北京:科学技术文献出版社,2022.

［25］周素贞.现代疾病中医特色诊疗学［M］.开封:河南大学出版社,2021.

［26］陈瑞芳,谢裕华.中医膏方调理案例精选［M］.广州:中山大学出版社,2022.

［27］衷敬柏.国医名师心血管病诊治绝技［M］.北京:科学技术文献出版社,2022.

［28］贾如意,冯晓敬,姚建明.中西医结合心力衰竭诊疗学［M］.北京:科学技术文献出版社,2022.

［29］崔振双.临床常见心血管内科疾病救治精要［M］.开封:河南大学出版社,2021.

［30］翁维良,李秋艳,高蕊.翁维良临证实录［M］.北京:北京科学技术出版社,2022.

［31］卢聪,王倩.致心律失常右室心肌病的诊治进展［J］.临床内科杂志,2023,40(3):207-209.

［32］邵威,邵奇,王庆国.国医大师王庆国教授以水心理论治疗扩张型心肌病心力衰竭经验总结［J］.天津中医药,2023,40(6):687-691.

［33］蔡晓月,李甜,温玉,等.通脉养心丸治疗缓慢性心律失常(气阴两虚证)的随机对照研究［J］.天津中医药,2023,40(3):286-290.

［34］高红丽,于美红,陈淑静,等.真武汤脐灸治疗心衰阳虚水泛证临床观察［J］.光明中医,2022,37(19):3457-3459＋3472.

［35］高改,伍跃婷,雷丽芳.我国近 10 年脐灸研究现状与热点的可视化分析［J］.中国临床研究,2023,36(6):929-933.